アクセプト率をグッとアップさせる

ネイティブ発想の
医学英語論文

プロ翻訳家が伝えたい**50**の基本動詞と
読めるのに書けない英語表現

医学論文翻訳家
著 **前平謙二**

MC メディカ出版

はじめに

　本書は、日本語的発想の英語から抜け出して「すこしでもネイティブ発想の英語論文を書きたい」と願っておられる先生方を対象にしています。辞書や表現集を頼りに英語で論文を書いても、「どこか日本語的発想の英語の域を脱出できない」と悩んでおられる先生方です。論文で用いられる表現を収載した良書はすでに多くありますが、私の知る限り、この問題点に着目した専門書は存在しません。

　何も頼るものがないのであれば、みずから体系化したいと思っていました。ヒントは身近なところにありました。毎日翻訳している医学英語論文です。私自身もまだ修行の身であり日々悪戦苦闘中ですが、これまでに何百本という医学論文や要旨の翻訳に携わりました。その過程で、どのように学習すれば日本語的発想を脱してすこしでもネイティブ発想に近い英語が書けるようになるかを学ぶ多くの機会に恵まれました。

　私は英日、日英のいずれの医学論文翻訳も行っていますが、英日翻訳をしながら原稿を注意深く観察していると（いわゆる書くように読む）、日本語的発想を抜け出して英語らしい英語を書くコツが、すこしずつわかるようになりました。そして今回、その経験から得られた「ネイティブ発想の英語論文の書きかたのコツ」をこのようなかたちで一冊の本にまとめる機会を得ました。

　そもそも論文は、日本語であろうと英語であろうと、とても理路整然と書かれており、理解しやすい文章です。毎日翻訳していてそう実感しています。とくにネイティブの書いた英語論文は読みやすく、自然な日本語に置き換えることはそれほどむずかしいことではありません。一方、日本語原稿を英語に訳すときには、思いどおりの質を維持して英文を書くことのむずかしさを

感じていました。そこで取り入れた練習法がバックトランスレーションでした。バックトランスレーションとは、いったん英文を和訳し、後日、今度はその和文を英訳して元の英文原稿と比較し、その差を考察することで、自分の英作文力の弱点を発見するという手法です。

　この学習法は抜群に効果的でした。短期間で英作文力が上がるのが実感できました。また、想像以上に日英の言葉の意味の守備範囲が異なることを再認識させられました。ふだん何気なく使っている簡単な言葉や表現にこそ注意が必要です。私はこの差を感じ取り、その「発想の溝」を埋めていくことこそ、ネイティブ感覚の英語の発想に近づく早道ではないかと思っています。

　その後もバックトランスレーションを取り入れた学習を継続して発見を重ね、その成果を『私家版 英語論文表現集』としてすこしずつ編集していきました。論文を読み書きしながら出合った、通常の表現集や辞書を頼りにしていてはなかなか発想することがむずかしい表現を中心にまとめています。その『私家版 英語論文表現集』が本書の母体となっています。

　私は、この意味の守備範囲が違う言葉や表現を正しく理解し、その「日本語と英語の発想のズレ」を肌で感じて、自分の意識のなかできちんと修正することにより、知っているから正しく使えるレベルにまで高めることが、ネイティブ発想に近い英文を書けるようになる第一歩だと考えています。この目的のために、第1章では、もっとも重要な基本頻出キーワードを紹介します。無限にあるわけではありません。わずか50語の基本動詞を使いこなせるようになるだけで英文は見違えるように進歩します。第2章ではフレーズ単位で日英の発想の違いを見ていきます。第3章では論文のロジックに則して頻出表現を取り上げました。第4章はこれまでの個人的学習から得たセンテンスのつくりかたのヒントをまとめました。

　また、各章の終わりに設けたコラムでは、パラグラフライティングについて解説しました。どのように書けばパラグラフがロジカルになるのかは悩ましい問題です。しかし、すこしコツを掴むだけでロジカルなパラグラフを書くことは可能です。すでに多くの良書が出版されており、ロジカルイングリッ

シュについての理解は深まりつつあります。それでも私に言わせれば、私たち日本人にとって盲点ともいうべき弱点が存在しています。コラムでは、その弱点について私なりに思うところをまとめています。

本書で紹介した、いわゆる strong verb と呼ばれている動詞には日本語訳を定着させないことが非常に重要です。そのためにも、本書を対訳の例文集としてではなく、ポイントとなる語句の日本語と英語のあいだにある発想の溝を感じ取り、その溝を埋めるトレーニングとして使っていただければと思います。そのような観点から例文も集めています。

なお、例文として取り上げた英文の日本語訳は、日本語原稿としてのリアリティを大切にしています。真意を理解しづらい箇所もいくつかありますが、それも原稿のリアリティです。日本語独特のあいまいさを感じ取り、それが真に意味している概念を見抜いて、その日本語を適切に英語に置き換えるプロセスを体感してください。また、複数章で類似の例文がいくつか登場します。意図的にそのようにしました。言葉の概念を日本語からイメージし、また英語からもイメージすることで、より正確にその言葉のコアの概念をとらえて「日本語と英語の発想の溝」をすこしでも埋めていただくためです。日英両方向から学習することで効果は倍増すると考えています。この点もあらかじめご了解のうえで読み進めてください。

このようにして得られた私の学びを、本書を通じて先生方と共有できることをうれしく思います。「アクセプト」を目指して論文を執筆されている先生方にとって、本書がすこしでもお役に立てることを願っています。

2017 年 2 月

医学論文翻訳家
前平謙二

アクセプト率をグッとアップさせる

ネイティブ発想の
医学英語論文

Contents

はじめに ……………………………………………… 3

著者紹介 …………………………………………… 12

序章 なぜネイティブのように
英語が書けないのか …………………… 13

第 1 章 日本語と英語の発想の
溝を埋める50の基本動詞 ……………… 19

01 Allow ……………… 21	**06** Serve ………………… 28
02 Include ……………… 22	**07** Provide ……………… 29
03 Explain ……………… 23	**08** Induce ……………… 30
04 Involve ……………… 25	**09** Remain ……………… 32
05 Experience ……… 26	**10** Associate …………… 33

11 Result	35	**31** Develop	58
12 Enable	36	**32** Focus	60
13 Contribute	37	**33** Lead	61
14 Underlie	39	**34** Show	62
15 Give	40	**35** Occur	63
16 Undergo	41	**36** Attribute	64
17 Cause	42	**37** Elucidate	65
18 Highlight	44	**38** Seek	66
19 Implicate	45	**39** Assist	67
20 Exhibit	46	**40** Account	68
21 Affect	47	**41** Lack	69
22 Indicate	48	**42** Present	70
23 Exert	49	**43** Suggest	71
24 Undertake	50	**44** Achieve	72
25 Reveal	51	**45** Help	73
26 Describe	53	**46** Pose	74
27 Yield	54	**47** Prove	75
28 Underscore	55	**48** Aid	76
29 Outline	56	**49** Address	77
30 Translate	57	**50** Respond	78

Column① **英語らしい英語が書けないもう一つの理由** ………… 80

第2章 **論文に頻出するキーフレーズ86** ……… 85

定型表現

01 注目を集めている …………………………………………… 87
02 解明されていない ………………………………………… 88
03 あきらかになる …………………………………………… 88
04 文献的考察 ………………………………………………… 89
05 〜の急速な発達に伴い …………………………………… 90
06 散見される ………………………………………………… 90
07 臨床の現場 ………………………………………………… 91
08 〜を主体とする …………………………………………… 91
09 鑑別として ………………………………………………… 92
10 〜を主訴に ………………………………………………… 92

11	難渋した	93
12	経過は良好	94
13	通院中	94
14	外　来	95
15	精査加療	95
16	仮説を検証するために	96
17	我々の知る限り	96
18	～を呈しているのが特徴である	97
19	賛否両論、意見が分かれている	97
20	インフォームド・コンセントを得た	98
21	ヘルシンキ宣言に従って	98
22	適応がある	99
23	忍容性が高い	100

主張・意見・判断

24	問題である	100
25	～と考えられる	101
26	我々は～と考える	102
27	～であることがわかった	103
28	概説する	104
29	報告する	104
30	～を評価する	105
31	あまり研究されていない	105
32	～に着目した	106
33	注目に値する	106
34	～と解釈される	107
35	～という点で異なる/一致する	107
36	重要なことは	108

原因・理由

37	だから～なのであろう	109
38	～であるのは～が原因であろう	109
39	～が原因かもしれない	110
40	～に起因する	111
41	原因不明の	112
42	はっきりとした原因	112

結果・効果

43	その結果	113
44	示唆される	114
45	結果的に～に至る	115

46 ひき起こす ……………………………………… 115

47 〜が原因の ………………………………………… 116

48 〜に至る …………………………………………… 117

49 奏効する …………………………………………… 118

50 得られる …………………………………………… 118

51 効果を発揮する ………………………………… 119

52 個人差がある …………………………………… 119

発症・治癒

53 治癒する …………………………………………… 120

54 発症する …………………………………………… 121

55 呈する ……………………………………………… 122

56 罹患している …………………………………… 122

57 疑われる …………………………………………… 123

可能性・関連性

58 可能性が高い …………………………………… 124

59 可能である ……………………………………… 125

60 〜という説明が可能である ………………… 126

61 関連している …………………………………… 126

有無・状況・比較

62 あ　る………………………………………………… 127

63 疾患を伴う ……………………………………… 127

64 有無にかかわらず ……………………………… 128

65 な　い……………………………………………… 128

66 疾患が〜に広がる ……………………………… 129

67 役立つ、有益である …………………………… 130

68 〜するために …………………………………… 130

69 〜のような ……………………………………… 131

70 〜と同様に ……………………………………… 131

71 リスクが〜倍高い ……………………………… 132

72 〜という点でほかに類を見ない ………… 133

73 〜するほど〜だ ………………………………… 134

行　動

74 分析を行う ……………………………………… 135

75 着手する、取り組む ………………………… 136

76 経過観察を打ち切る …………………………… 136

77 病識が乏しい …………………………………… 137

78 裏づけられている ……………………………… 137

79	〜と仮定すると	138
80	つい見すごす	138
81	〜してもらう	139
82	洞察を加える/得る	139

接続の表現

83	したがって	140
84	以上のようなことから	141
85	一　方	141
86	もちろん	142

Column②　パラグラフにベクトルをもたせる 143

第3章 論文のロジックのフローを生かす表現集 147

01	「序論」で頻出する表現	148
	1 研究の目的を述べる	148
	2 先行研究に言及する	149
	3 研究対象の現状に言及する	151
	4 研究テーマに関する問題点を指摘する	153
	5 研究の全体的な方向性を示す	154
02	「方法と材料」で頻出する表現	155
	1 被験者について述べる	155
	2 試験方法について述べる	157
	3 評価方法について述べる	159
	4 統計解析について述べる	160
	5 倫理的配慮について述べる	163
03	「結果」で頻出する表現	164
	1 分析の結果を述べる	164
	2 可能性やリスクに言及する	165
	3 効果に言及する	167
	4 数量に言及する	167
	5 経過観察の結果について述べる	168
04	「考察」で頻出する表現	170
	1 現状を再確認する	170
	2 患者と症状について述べる	172

3 結果を評価する	173
4 可能性に言及する	174
5 将来への展望・まとめを述べる	175
05 「結論」で頻出する表現	**177**
1 研究の要点をまとめる	177
2 研究背景に再度言及する	177
3 研究の重要性を強調する	177
4 研究の独自性を述べる	178
5 研究結果を述べる	178
6 問題が残されていることに言及する	178
7 さらに研究を行う必要があることを述べる	178

Column③ 英米人に受け入れられる英文ライティングのコツ …… 180

第 **4** 章 実践編：センテンスの作りかた 10のテクニック …… 185

01 Who＋does＋whatの構造をクリアにする	186
02 andを使わずに分詞構文で接続する	187
03 andを使わずに関係代名詞で接続する	189
04 andを使わずにwhileで接続する	190
05 andを使わずにwithで接続する	191
06 althoughを等位接続詞として使う	192
07 「〜が」を上手に訳す	193
08 「その結果」を上手に訳す	194
09 One idea per sentenceの原則	195
10 エンドフォーカス	197

おわりに	**199**
日本語索引	**200**
英語索引	**204**

著者紹介

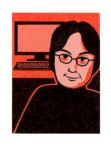

前平謙二 まえひらけんじ
医学論文翻訳家。自称、アクセプト応援団長。

　大学で英語を学んだ後、いったんは宣伝・広告・マーケティングのビジネスの世界へ。英語が公用語のグローバルカンパニーＰ＆Ｇ（プロクター・アンド・ギャンブル・ジャパン）のマーケティング局に15年間勤務。地球上を飛び回り、プロデュースしたテレビCMは数百本！　仕事で日常的に英語を使用し、最終的に非常に高い英語運用能力とグローバルに通用するコミュニケーション能力を習得。もともと翻訳家を志望しており、二足のわらじを履きながら翻訳を学ぶ。翻訳家として独立後、友人の大学教授の投稿論文作成を手伝っているうちに論文を発表することの大いなる意義に心惹かれ、そのまま『医学論文翻訳』の道へ。前職では英米人の斬れる英語に触れ、またロジカルシンキングを鍛えられ、現在はその経験を活かしながらライフワークとして『ネイティブ発想の英語』を求道中。

> 　私にとって顧客満足は最優先課題であり、永遠のチャレンジです。その実現のために、クライアントにベストのサービスを提供することをみずからの使命とし、またクライアントの喜びをみずからの最大の喜びとし、翻訳を通じてクライアントの研究をサポートする、そういうプロフェッショナルな視点をもつ翻訳家を目指しています。
> 　モットーは、翻訳の恩師である故・菊池光先生が口癖のようにおっしゃっていた「諦めるな」です。最近、真田幸村の「最後まで望みを捨てなかった者にのみ道は拓ける」が新しく増えました。まったくそのとおりだと思います。

●おもな翻訳書
『Diagnostic Imaging of Breast：Lessons of 100 Cases』（MediFlex Incorporated、日英翻訳）
『Ｐ＆Ｇウェイ：世界最大の消費財メーカーＰ＆Ｇのブランディングの軌跡』（東洋経済新報社、英日翻訳）

●資格・メンバーシップ
英国翻訳通訳協会公認翻訳士（Life Science 分野）・同正会員／日本通訳翻訳学会正会員／英語通訳案内士／日本英語検定協会実用英語技能検定1級取得

●連絡先
ホームページ『前平謙二翻訳事務所』（https://www.igaku-honyaku.jp/）
フェイスブックページ『医学論文翻訳家です』（https://www.facebook.com/igakuronbun/）

序章

なぜネイティブの
ように英語が
書けないのか

ネイティブの英語に
一歩でも近づくために

　英語論文を書く立場にある人なら誰でも「ネイティブの書くような英語を書きたい」と思っているはずです。本書はネイティブの英語に一歩でも近づきたいと思っている先生方のために書きました。表現集に頼っているだけでは限界があるということに薄々お気づきの先生方にうってつけの一冊です。もちろんこの一冊でこのような大きな問題を一気に解決することはできません。しかし、確実にネイティブの英語に一歩近づくことが可能です。これまでの私の医学論文翻訳の経験から得たヒントを、これからみなさんと共有したいと思います。

日本語と英語では言葉の意味の守備範囲が異なる

　当然のことですが、日本語と英語の言葉の概念がピタリと一致することは少ないです。どうしてもズレが生じます。本書ではこのことを『意味の守備範囲が異なる』と表現しています。日本語的発想の英語からネイティブの英語に近づくためには、この問題を克服する必要があると思っています。日本語と英語はまったく別々に発達してきた言語であり、両者のあいだに存在するこの発想の深い溝が完全に埋まることはありません。しかし、この溝をつくっている発想の違いを感じ取り修正する作業を行うことで、この溝はすこしずつ埋まっていき、かならず乗り越えられるときが来ると思っています。

バックトランスレーションで発想の溝を知る

　日本語と英語の言葉の意味の守備範囲の違いを克服することこそネイティブ発想の英語への近道ではないかと気づかされたのは、翻訳の学習にバックトランスレーションを取り入れているときでした。それは、いったん日本語に翻訳した論文を、原文をすっかり忘れたころに英語に翻訳しなおすというものです。実際に行ってみると、自分の英訳が原文の英語とは大きくかけ離れていることもあることに少なからず驚かされました。しばらくのあいだこのトレーニングを継続していくうちに、自分の弱点がすこしずつあきらかになっていきました。

　多くの学びを得ました。そのよい例が日本語の「〜が可能である」という表現です。私のバックトランスレーションでは、どうしても <can> や <possible> を多用しがちでした。しかし、これらは英語の原稿の中ではそれほど使用されておらず、逆に、私がこれまでまったく使ったことのない <allow> という動詞が頻繁に使われていました。これには新鮮な驚きを覚えました。これが私の『言葉の意味の守備範囲の違い』の原体験です。たとえば、以下のような英文がみられました。

This treatment is unique in that it allows patients to lead a normal life.
(この治療は患者がふつうに生活できるという点においてほかに類を見ない)

This approach allows us to identify the disease-causing mutation.
(この方法で疾患をひき起こしている変異を特定することが可能である)

序章

なぜネイティブのように英語が書けないのか

15

<allow> = 「許可する」という強固な結びつきがあると、英文を読むときには問題はありませんが、日本語を英語に翻訳するときに <allow> を使うことはできません。しかし、<allow> はネイティブが論文で頻繁に使用する重要キーワードです。上手に使いこなせないと、『日本語的発想の英語』の域を脱出することはできません。このほかにもいくつか例を挙げてみましょう。

Patients in the study group experienced higher ORR and PFS.
(研究群の患者の客観的奏効率と無増悪生存期間が改善した)

　この一文も、日本語に訳すときはごく自然に訳語が頭に浮かびます。しかし、<experience> = 「経験する」と覚えていると、<experience> を使って英文を作成することはできません。

Influenza is responsible for approximately 30,000 deaths and 200,000 hospitalizations in the U.S. per year.
(米国では 1 年間にインフルエンザで 3 万人が死亡し、20 万人が入院する)

　ここでも <responsible> = 「責任がある」と覚えていると、「原因」という文脈で <responsible> を発想することは不可能でしょう。

The pathogenesis of PROM remains poorly understood.
(PROM の原因はまだよく解明されていない)

　この例文でも同様です。辞書的に <remain> = 「残る」と理解していると、<remain> を使って英文をつくることはできません。

何気ない動詞こそ要注意

　第1章で具体的に紹介しますが、日本語を英語に置き換えるとき、医学論文に頻出するシンプルな動詞や表現こそ、強く定着した日本語訳が障害になり、適切な英語表現に置き換えることがむずかしくなっています。私たちは、これらのコアのイメージは理解できているのですが、意味の守備範囲のズレをしっかりと肌で感じて理解するまでには至っておらず、それが原因で『日本語と英語の発想の溝』が生じています。まずこのボトルネックを壊すことが重要です。そのためにも、これらの動詞や表現を自由に使えるようになることが大切です。

　バックトランスレーションをしていると、このような一見ありふれた何気ない動詞や表現にこそ、その重要性に気づかされることが多くあります。これらを単にコロケーションの観点から処理するのではなく、意味の守備範囲の違いを味わって言語中枢にしみ込ませる作業を行うことにより、言葉の応用範囲が広がっていきます。私の経験上、このような日本語とは意味の守備範囲の異なる論文頻出キーワードが約50語あります。これらのキーワードを、いつでも自由に引き出して使える状態にしておくことが、『日本語的発想の英語から脱出』する最初のステップだと思っています。

パラグラフ構成の重要性

　なぜネイティブの書くような英語が書けないのかをマクロの視点で考察すると、論文全体のパラグラフ構成の問題に辿り着きます。いくら性能のよい部品を取りそろえていても、それを上手に組み立てることができなければ、論文においては意図を的確に伝えることがむずかしくなります。長年外資系

企業に勤務した経験から感じることですが、英米人の頭の中にはロジカルイングリッシュの受け皿とでもいうべきものが存在しています。相手を説得するためには、その受け皿に自分の主張を載せて、ロジックの駒を「A だから B、B だから C、C だから D」という具合に負荷をかけることなくスムーズに前に進める技術が必要です。それがパラグラフライティングです。

　本書では、単語や表現レベルでネイティブの発想を学ぶことに主眼を置いています。しかし、英語論文を執筆するうえでは、パラグラフの上手な構成のしかたも非常に重要であり無視することはできません。そのパラグラフ構成を英米人がどのようにとらえているか、彼らの頭の中を覗いてみたいと思ったことはありませんか。一体ネイティブはどのような発想を基にパラグラフを書いているのでしょうか。この点について本書ではコラムを用意し、パラグラフを構成するうえでもっとも重要と思われる点をいくつか要約しました。ロジカルイングリッシュについてはすでに多くの良書があり、目的や結論の提示のしかた、主語の選択の重要性などについてはご存じのとおりです。しかし、パラグラフの構成のしかたやその重要性については、私見ですが、やや疎かにされている感が否めません。ロジックの筋道を追うように英文を読み進む英米人にわかりやすい文章を書くためには、上手なパラグラフライティングについて学ぶことを避けては通れません。

　以上のような点を重視しながら編集してできあがったのが本書です。日本語的発想の英語を脱出して、すこしでも『ネイティブ発想の英語』に近づけるよう工夫しました。前述のとおり、私はふだんから意味の守備範囲の異なる日本語と英語に焦点を当てながら、『日本語と英語の発想の溝を埋める』作業をしています。単純に辞書や表現集を頼りにそのまま英訳しても英語らしくならない日本語です。これらを注意深く考察し理解することが、ネイティブが書くような英語を書けるようになる早道だと思っています。それでは、これから医学論文を書くように読むことで得られたその学びを共有したいと思います。

第 **1** 章

日本語と英語の
発想の溝を埋める
50 の基本動詞

たった50の基本動詞で
ネイティブの英語にグッと近づく

　本章では、ネイティブが医学論文で頻繁に使っているのに私たち日本人があまり上手に使えない『50の基本動詞』を紹介します。すでによくご存じのふつうの動詞ですが、医学論文では大活躍している超重要基本動詞です。私は、日本人がいざ英語で論文を書こうとしたときに、これらの基本動詞を自由に使いこなせないところにネイティブの書くような英文が書けない一つの原因があるのではないかと考えています。

　この『50の基本動詞』を使いこなすことでネイティブの書くような英文になるという発想は、個人的な体験から得られました。きっかけは、日本語原稿を英語に翻訳しながらいつも悩まされていた日本語表現でした。代表例は「〜が示唆される」「〜と思われる」「〜という可能性がある」「〜かもしれない」「その結果」などです。なぜなら、これらを単純に日本語的発想で英語に翻訳した表現が、現実的には英語論文にあまり見当たらなかったからです。これは私にとって大きな謎であり悩みでもありました。日本語と英語の発想のあいだに根本的な大きな溝を感じていました。

　英語の翻訳のトレーニングに、日本語原稿から訳した英文を後で日本語に訳しなおすトレーニング法があります（本書では便宜上「バックトランスレーション」と呼んでいます）。私はこのバックトランスレーションを翻訳のトレーニングに取り入れることによって、大きな気づきを得ました。『50の基本動詞』は、私がこのバックトランスレーション、およびその逆の工程である「逆バックトランスレーション」を行いながら気づいた、「日本語と英語の発想の溝を埋める」最重要キーワードです。

私が最初に大きな学びを得たのは、序章でも書いた <allow> でした。日本語の「〜の可能性がある、〜できる」に相当します。辞書的な日本語訳と実際の意味とのズレがはなはだ大きい動詞でした。読むうえでは何の問題もないのですが、いざ英語で論文を書こうとするとなかなか発想できません。医学論文で縦横無尽に活躍するこれらの頻出キーワードを、ふだんから意識していつでも自由に使えるレベルにまで引き上げることが、日本語と英語の発想の溝を埋めて英語らしい英語を書けるようになるための第一歩だと私は考えています。それでは、とくに重要と思われる基本動詞から順に紹介していきます。

01 ≫ **Allow**

　<allow> を使わずに医学論文は書けないと言っても過言ではありません。しかし、「allow ＝許可する」という訳語が強く定着しているため、<allow> を上手に使うのは容易ではありません。この「allow ＝許可する」という訳語を外して、日本語の「可能」を表現する動詞として使いこなせるようになる必要があります。

The use of anesthetics has allowed doctors to perform more complex surgical procedures.

(麻酔の使用により、医師は以前よりも複雑な手術ができるようになった)

The use of thermal sensors and considerable technological improvements in ultrasonographic monitoring have allowed more efficient freezing of the prostate gland.

(熱センサーの使用および超音波診断技術が大きく改善されたことで、効果的に前立腺冷凍を行うことが可能になった)

Everolimus has an excellent clinical benefit and a safety profile that allow continuous use for patients with renal cell carcinoma.

（エベロリムスはすぐれた臨床効果と安全性プロファイルを有しており、腎細胞癌患者に継続的に使用することが可能である）

MTX is one of the most commonly prescribed drugs for RA, which allows patients to move around more easily.

（メトトレキサートはリウマチの治療薬としてもっとも一般的に処方されている薬剤であり、患者は楽に体を動かすことができるようになる）

Note that less flexibility is allowed for the bronchoscope after the insertion of the puncture needle.

（穿刺針の挿入後は、気管支鏡が屈曲しにくくなっていることに注意が必要である）

⋮ 何かができるようになる、可能になるといった意味合いを出したいときには、＜allow＞ が使えないかどうか検討してみてください。

02 ⋙ Include

　＜include＞ は、「含む」というコアの概念を維持しながら、医学論文では幅広い意味で使われています。しかし、日本語の「含む」という訳語と非常に強固に結びついているため、上手に使うのは容易ではありません。このような strong verb には一つの訳語を定着させないことが重要です。

Acute phase of a migraine attack can include symptoms such as vertigo, diplopia, visual disturbance.

（急性の片頭痛発作は、めまい、複視、視覚障害などの症状を伴うことがある）

Twenty-two patients (14 males and 8 females) with ages ranging from 16 to 43 were included in this study.

（16 歳から 43 歳までの 22 人の患者〈男性 14 人、女性 8 人〉が本研究に登録された）

∷ <with ages ranging from A to B>（A 歳から B 歳まで）という表現も便利な表現です。

Second-line hormone therapies include anti-androgens, corticosteroids, and CYP17 inhibitors, which can be effective in those relapsing on androgen deprivation.

（二次ホルモン治療では、抗アンドロゲン、コルチコステロイド、CYP17 阻害剤などを使用する。これらはアンドロゲン遮断により再発を来した患者に効果的である）

The most frequently observed mechanism of injury included traffic injury (21), followed by falling (16), during skiing (5), crushed under heavy load (3), and the other reasons (5).

（受傷機転は交通事故がもっとも多く 21 例、次いで転落が 16 例、スキー事故 5 例、重量物の下敷 3 例、その他 5 例であった）

Complications requiring reoperation included hernia, bowel obstruction, and suture line failure.

（再手術を必要とする合併症には、ヘルニア、腸閉塞、縫合不全などがあった）

∷ 日本語原稿の「ある」やそれに類する表現は <include> で表現できることが多く、またそうすることで論文らしい英語になります。

03 ≫ Explain

<explain> は日本語の「説明する」という概念と強固に結びついていま

23

す。しかし、原稿に「説明する」という表現が出てくることはまれです。この辞書的な強固な概念が定着しているために、上手に使うことができません。<explain> はある状況の背景や理由を説明する文脈で頻出します。

The resulting increase in collagen content of extracellular matrices explains the improvement in dermal thickness following topical application of EGF.

（EGF を局所適用した後に皮膚の肥厚が改善するのは、細胞外基質の中でコラーゲン含有量が結果的に増加するからである）

This chapter explains the characteristics of cancer pain and therapeutic strategies in detail.

（この章では癌疼痛とその治療戦略について詳述する）

The ability of EGF to stimulate neocollagenesis and dermal thickening likely explains the reduction in fine lines and wrinkles and the increase in the firmness of the skin.

（EGF にコラーゲン新生と皮膚肥厚を刺激する能力があるため、小ジワや深いシワが減って肌のハリが増すのであろう）

This study may help explain why the previous studies did not find the association between the delivery mode and postpartum depression.

（なぜ従来の研究では出産方法と産後鬱病とのあいだに関連性を発見できなかったのか、本研究からあきらかになるであろう）

⁘ <This may help explain why ～ > は、使用頻度の高い、しかも日本語発想にはない便利な表現です。

This is thought to explain why men typically develop cardiovascular disease.

（男性に心血管疾患が多くみられるのは、このような理由によるものと思われる）

∴ <explain> を使って理由を説明するという発想をすることで表現の幅が
広がります。

04 ≫ Involve

<involve> も、<include> と同様に「含む」という訳語が私たちの頭の
中に強く定着しています。したがって、これほど活躍する動詞を私たちはう
まく使いこなせていません。<involve> も「含む、かかわる」という概念
をコアにして、さまざまな状況で使用されています。

The molecular mechanisms involved in this inflammatory re-
sponse need to be elucidated.
(この炎症反応に関与している分子レベルのメカニズムを解明する必要がある)

This trial involved 50 patients aged at least 80 who were di-
agnosed with lung cancer.
(この試験は肺癌と診断された 80 歳以上の患者 50 人を対象に行われた)

Brachytherapy involves the implantation of radioactive seeds
into the prostate through the perineum.
(近接照射療法では、会陰から前立腺に放射性シードを埋め込む)

∴ 方法を説明するときに <involve> はよく登場します。とくに定着した訳
語もないため、日ごろから意識していなければ使えません。

This **involves** removal of the entire prostate gland between the urethra and the bladder, as well as resection of both seminal vesicles.

（本症例は、尿道と膀胱のあいだにある前立腺全体の切除および両精嚢の切除が必要である）

Multiple vertebral fusion **involving** at least 5 vertebrae accounted for 15.1% in the non-dislocation.

（非転位型においては、5椎間以上に及ぶ多椎間固定は15.1%であった）

The trial **involved** twice-daily **application** of a 5 ppm barley-derived human synthetic EGF serum to the areas of atrophic acne scarring over 12 weeks.

（臨床試験では、5ppmの大麦由来ヒト合成EGFセラムを萎縮性座瘡瘢痕部位に1日に2回、12週間にわたって塗布した）

The **involved** eye appears as an "S" shape, and the surrounding tissue can even swell and prolapse at the orbital region of the affected side.

（罹患眼は「S字型」を呈し、周辺組織がさらに腫脹して疾患側の瞼窩領域に脱出することもある）

　このように＜involve＞の使われかたは多彩です。医学論文を注意深く読んでいると、超頻出のキーワードであることがわかります。

05 ≫ Experience

　＜experience＞も頻出します。しかし、「経験する」という訳語が強く定着しているため、上手に使えません。そもそも論文に「経験する」という表現が使われることはそれほど多くありません。＜experience＞は「経験する」

というコアの概念を維持しつつ、日本語の「発症する」に相当するイメージで使われます。

Five patients experienced watery diarrhea and vomiting and were withdrawn from the study.
（5 人の患者に水様性の下痢と嘔吐がみられ研究から除外された）

Patients in the obese group experienced increased ORR and PFS.
（肥満群の患者では ORR と PFS が上昇した）

In this study, we report our experience of ～ , with some literature reviews.
（今回我々は～を経験したので、若干の文献的考察を加え報告する）

Reoperation was undertaken in 75 patients who experienced failure of the first-line conventional dose treatment.
（従来の用量の一次療法が奏効しなかった 75 人の患者が再手術となった）

Sixteen of the 17 patients with hepatic or renal impairment experienced treatment-emergent AEs.
（17 人の肝機能／腎機能障害患者のうち、16 人が治療による有害事象を発症した）

⁝⁝⁖ 日本語原稿では「経験した」が別の表現に置き換わっていることが多いため注意が必要です。

06 ›› Serve

　<serve> は論文では「役に立つ」や「機能する」といったニュアンスで使われ、意外に頻出している単語です。しかし、「役に立つ」や「機能する」という日本語の対訳には <useful> や <function> が連想されるため、<serve> を上手に使いこなすのは容易ではありません。

Taken all together, ABC is presumed to be able to serve as a marker of disease progression.
(以上から、ABC は病期進行のマーカーとして機能するのではないかと考えられる)

Most of the patients developing type-I diabetes would be better served by treatment with ABC.
(1 型糖尿病患者の多くには ABC による治療が効果的であると思われる)

The objective of our study was to better define the unmet needs in this population, which could serve as a reference for new drug development.
(本研究の目的は、この母集団のアンメットニーズをよりくわしく定義し、新薬開発に役立てることであった)

Several of these markers will probably serve as targets for anticancer agents currently in development.
(これらのマーカーのいくつかが、現在開発中の抗癌剤の標的としての役割を果たすだろう)

Understanding the influence of TTR after AHCT on survival may serve investigators who wish to design eligibility and stratification parameters and statistical plans accordingly.

(AHCT 後の TTR が生存率に及ぼす影響を理解することは、適格性と階層化のパラメータおよびそれに従って統計分析をプランしたい治験担当医にとっては有益であろう)

::·· <serve> は日本語訳として定着している「仕える」という語感の影響で使用する機会が少なくなっていますが、医学論文では頻出しています。

07 >> Provide

<provide> も辞書的な「提供する」という対訳が私たちの頭の中に強く定着しています。しかし、実際には「得られる」や「可能になる」など、もっと広い意味を伴って英語論文に頻出しています。「提供する」という訳語にとらわれると、<provide> を上手に使えません。超頻出の重要キーワードですので、上手に使うとネイティブの英文にグッと近づきます。

In this study, we will provide an overview of the basics of endoscopic imaging and its usefulness, as well as the actual characteristic findings of SM-Ca by endoscopy.

(本稿では内視鏡観察の基本とその有用性、および内視鏡で見る粘膜下浸潤癌の実際の特徴的所見について概説する)

Elucidating the underlying molecular mechanisms will help provide an insight into Alzheimer's disease pathogenesis that can be exploited for the design of more effective treatment strategies.

(分子レベルのメカニズムを解明することがアルツハイマー病の原因究明の一助となり、より効果的な治療戦略の設計に役立つであろう)

This present study provides a large amount of data that would be useful to demonstrate our hypothesis.

(本研究から我々の仮説の証明に有用な多くのデータが得られた)

This review aims to analyze key studies from the previous literatures that provide principles for assessing health status in the older female patients.

(本レビューの目的は、高齢女性患者の健康状態を評価するための原則を記述した過去の文献から主要な研究を選んで分析することである)

Given that the outcomes are not satisfactory for HL patients, these results may provide a new perspective on the prognosis for this patient population.

(ホジキンリンパ腫患者の予後は不良であることを考慮すると、本研究結果からこの患者群の予後に関する新しい知見が得られたと思われる)

:::・ 日本語原稿に「提供する」と表現されていることはまれです。コアのイメージを維持しつつ、拡大されたニュアンスを感じ取ることが大切です。

08 ≫ Induce

　＜induce＞のコアの概念は「誘発する、ひき起こす」です。「原因」に言及するときに使われることもあります。そもそも日本語の「原因」とい

う表現には注意が必要です。「原因」という日本語にとらわれすぎると、<induce> を発想することはむずかしいです。

Systemic amyloidosis is a disease that can induce serious dysfunction of multiple organs, and is associated with the risk of life if left untreated.

(全身性アミロイドーシスは、重大な多臓器機能障害につながる疾患であり、治療を放置すると死亡するリスクがある)

Moreover, there were 5 cases of stroke possibly induced by massive bleeding complicated by DIC during delivery.

(さらに、分娩中にDICを合併した大量出血が原因であろうと思われる脳卒中が5例あった)

The higher rate of ICH observed in patients with PIH may be explained by these changes induced by PIH.

(PIH患者の脳内出血率が高いのは、PIHがこれらの変化をひき起こしたことが原因であろう)

⁝⁝⋅ <may be explained by> も原因に言及する重要表現です。

It should be noted that not only hypertension during labor but also pregnancy itself induced stroke in patients with pre-existing vascular abnormalities in the brain.

(分娩中の高血圧だけでなく、妊娠自体も脳血管異常の既往のある患者の脳卒中をひき起こしたことに留意すべきである)

Spray of lidocaine is for the purpose of suppressing coughing, but at first coughing is induced by the stimulation of lidocaine on the membrane.

(リドカインを噴霧するのは咳を抑えるためであるが、粘膜にかかるリドカインの刺激によりはじめは咳が誘発される)

09 ▷ Remain

　<remain> も、これまで紹介した動詞と同様に、訳すことはできても上手に使えない重要基本動詞の一つです。さまざまな言葉と結びついて多彩なニュアンスを表現します。とくに「問題である」や「まだ解明されていない」といった医学論文特有の表現で頻出します。多くの日本語に対応しているため、注意が必要です。

The management of complications of patients with LAPC remains a major challenge for urologists.
（局所進行前立腺癌患者の合併症の管理は、泌尿器科医にとって大きな課題である）

It remains to be seen whether this agent will exhibit the same significant effect on patients with lung cancer.
（本剤が肺癌患者にも同等の有意な効果を及ぼすかどうかはまだわかっていない）

Much remains to be clarified about the pathogenesis of diabetes.
（糖尿病の原因についてはまだ解明されていないことが多い）

While the mechanism of action of this drug remains to be explained, it is important to note that it offers many clinical benefits.
（本剤の作用機序はまだ解明されてはいないものの、臨床上多くの効果があることは注目に値する）

32

Subsequent analyses have shown that PIH remains an important cause of maternal death.

(その後の分析により、PIH が妊産婦死亡の重要な原因であることが示された)

::· <remain> は「まだ解明されていない」ことに言及するとき、<to be elucidated> や <to be clarified> などを伴って頻出しています。

10 ::· Associate

<associated> は「〜を伴う」「〜に関与している」という意味ですが、定訳はなくさまざまな日本語表現と対応しているため、注意が必要です。もちろん「関連している」がコアの概念で、<remain> と同様にさまざまな言葉を伴い、多彩なニュアンスを表現することが可能です。

On univariate analysis, ADL or IADL dependence and poor ECOG PS (>2) were found to be associated with a longer hospital stay.

(単変量解析の結果、日常生活動作や手段的日常生活動作の依存度および不良な ECOG 一般状態〈> 2〉が長期入院期間と関連していることがわかった)

EBUS-TBNA is widely used for diagnosis and staging of lung tumor associated with enlargement of hilar/mediastinal lymph nodes.

(EBUS-TBNA は肺門／縦隔リンパ節腫大を伴う肺腫瘍の診断と評価に広く用いられている)

The use of this drug was associated with a four-fold increase in neonatal mortality.

(本製剤の使用により、新生児の死亡率が 4 倍になった)

Caesarian delivery was associated with higher maternal morbidity among women aged 40 or over.

（40 歳以上の女性では、帝王切開を行うことにより母体罹患率が高くなった）

A higher level of loneliness was associated with a more rapid rate of motor function deterioration.

（孤独感が強くなるほど、運動機能が急激に低下した）

⋮⋮ 学校で習う「the 比較級＋ the 比較級」を使わずに表現しています。

We are currently assessing the expression of drug exporters in our tumor samples, because this class of molecules has been associated with resistance to anti-microtubule agents in other tumor types.

（現在我々は腫瘍サンプルを使って薬剤排出物質の発現を評価しているところである。というのも、このクラスの分子は、ほかの腫瘍型においては抗微小管薬剤に対する耐性が認められているからである）

　以上が、個人的な翻訳経験から得られた洞察ですが、日本語的発想にとらわれすぎていると、いざ英文で論文を書くときになかなか使えない重要基本動詞の私的ベスト 10 です。もちろんほかにもよい表現方法はあります。重要なことは、解説したこれらの動詞の意味を柔軟に理解し、いつでも自由に使えるようにして表現の幅を広げることです。

さて次は、前述の 10 の動詞に次ぐ重要な動詞のグループです。これらも日本語の発想に頼っていると上手に使いこなせません。

11 ›› Result

<result> は「結果」という日本語と強く結びついています。しかし医学論文では、そのコアの概念を維持しつつ、日本語の「〜になる」や「〜を招く」など、「結果的にある状態に至る」状況を表現するときに用います。原稿から「結果的に〜した」のニュアンスが感じ取れたら、<result in> が使えないか検討してみてください。

Chronic exposure to ABC agonists results in the down-regulation of ABC-receptors, suppressing testosterone production.

(ABC アゴニストに長期間曝露されると、ABC 受容体が下方制御されて、テストステロンの産生が抑制される)

Starting treatment with an ABC analogue is likely to result in testosterone flare, which can be prevented by using an anti-androgen at the same time.

(治療を ABC アナログで開始すると、テストステロンの急上昇を招く可能性があるが、これは抗アンドロゲンを同時に使用することで予防が可能である)

The lowest cumulative ionizing radiation exposure dose that could result in progressive cataract was 2 Sv.

(進行性白内障をひき起こす可能性のある電離性放射線の累積照射線量の最低値は 2 シーベルトであった)

Five AEs resulted in death, two with AB group and three with BC group.

(AB 投与群では 2 例の、BC 投与群では 3 例の計 5 例の有害事象が死亡に至った)

⁂ 直訳するとダラダラしてしまいそうですが、とても簡潔な英語です。

Please follow the instructions below carefully, as failure to do so will result in a delay in treatment.

(以下の指示によく従ってください。怠ると治療の遅延につながります)

⁂ ＜as failure to do so will result in＞ も頻度の高い表現です。

12 ⫶ Enable

　＜enable＞ を使って「〜が可能である」という日本語の概念を表現することができます。日本語の「可能である」は原稿にもっとも頻出する語句の一つで、注意を要する表現です。そのまま単純に ＜can＞ や ＜possible＞ で対応していると、＜enable＞ を使う機会を失います。

〜 , thus enabling the early identification of a group of children at low risk for developing severe infections.

(このようにして、重度の感染症を発症するリスクが低い小児群を早期に同定することが可能である)

⁂ ＜ 〜 , thus enabling＞ の構文は医学論文には頻出する便利な表現です。

The up-angle of the scope is 190 degrees, which has enabled much easier operability with its wider up-angle compared with the conventional scopes.

（スコープのアップアングルが 190 度となり、これまでのスコープよりもアップアングルがかかりやすいことでさらに操作性が向上した）

IMRT enables radiation oncologists to increase radiation doses homogeneously, up to 90 Gy within the target volume.

（IMRT を行うことで、放射線腫瘍医は目標範囲内で線量を 90Gy まで均一に増加させることができる）

This technique enabled free movement of the body immediately after surgery as well as the complete recovery of lower limb motor paralysis in mere 5 days after surgery.

（この技術を応用することで手術直後でも体を自由に動かすことができ、下肢の運動麻痺も術後わずか 5 日で完全に回復した）

Concomitant use of open reduction and the internal fixation method surely enables us to perform dislocation reduction and internal fixation.

（観血的整復と内固定術を併用すれば、脱臼整復と内固定を確実に行うことが可能である）

13 ≫ Contribute

　＜contribute to＞ は、日本語の「貢献する」と強く結びついています。原稿では「貢献する」という表現が使われることはまれで、このニュアンスを「招く」「一因となっている」「関与している」「～に至る」などの表現で伝えています。そのような内容を表現したいとき、＜contribute to＞ が使えないか検討してみてください。

For many patients, severe scars can contribute to depression, anxiety, and even low self-esteem.

（多くの患者が、重度の創傷により鬱、不安、ひいては自尊心の低下さえ招くことがある）

It is plausible that the IL-23/IL-45 axis may govern molecular mechanisms that contribute to bone erosion and epidermal hyperplasia.

（IL-23/IL-45 軸が分子レベルのメカニズムを支配し、それが原因で骨浸食や表皮過形成が起きている可能性が高い）

⋮⋮⋯ ＜It is plausible that ～＞は可能性に言及する便利な表現です。

A variety of genetic, immunological and environmental factors have been suggested to contribute to PsA pathogenesis.

（PsA の発症にはさまざまな遺伝子的、免疫学的、環境的要因が関与していると考えられている）

In an effort to elucidate the factors that contribute to heart disease, we initiated a research involving 100 patients aged 70 and over.

（心臓病の原因となる要因を解明するために、我々は 70 歳以上の患者 100 人を対象に調査を行った）

⋮⋮⋯ ＜In an effort to ～＞は目的を強調するときに文頭でよく使われます。

The extent of radiation therapy is very likely to have contributed to the excessive deaths.

（放射線療法を広範囲に行ったために死亡例が多くなった可能性がある）

14 ▷ Underlie

<underlie> のコアの意味は「根底にある」です。これも簡単な動詞ですが、いざ英語で論文を書くときに使いこなせません。「根底にある」というコアの意味を維持しながら、原因を強調する文脈で使われています。

In this study, we sought to identify the genes that underlie this rare brain disease.

（本研究で我々は、このまれな脳疾患の背景に存在する遺伝子の特定に取り組んだ）

This abnormality is thought to underlie the increased levels of the other MMPs found in areas of active acne.

（このような異常が、ニキビが活発化している部位にみられる、ほかの MMP 濃度の上昇の原因となっていると考えられる）

The stimulatory effect of EGF likely underlies the improvements in acne scarring seen by the subjects in this study.

（本研究の被験者にみられた座瘡瘢痕化の改善は、おそらく EGF の刺激効果によるものであろう）

It is this mechanism that is believed to underlie the onset of this rare disease.

（この奇病の発症の背景にはこのようなメカニズムが存在していると考えられる）

Interestingly, this model suggests that keratinocytes may underlie both psoriatic-like and arthritic features.

(このモデルからケラチノサイトが乾癬様の特徴と関節炎の特徴の両者の背景要因として示唆されることは興味深い)

❖ 「原因」を表す英語は多彩です。「背景要因」を強調するときは<underlie> が使えます。

15 ❯ Give

<give> の過去分詞形 <given> はご存じのとおり、「考慮すべき状況がある」ときに使います。日本語ではこのような場合に「ので」を使って表現することが可能ですが、それに引きずられて因果関係を説明する<because> で対応するのは要注意です。「ので」が背景要因に言及している場合、<given> を使って表現できないか検討してみてください。

Given the well-documented role of EGF in collagen synthesis, we thought that once-daily use of this drug would counteract tissue atrophy.

(EGF がコラーゲン合成に果たす役割は十分に実証されているので、我々はこの薬剤を1日に1回使用することで組織の萎縮を遅らせることができるのではないかと考えた)

Given the psychological burden, patients are often desperate to see any improvement and turn to one of the several treatments.

(患者の心理的負担は大きく、とにかく症状を改善したい一心でさまざまな治療法を試している)

∴⋮‥「大きく」を「大きいので」と読み変えると、<given> が使えます。

This system was chosen given its widespread acceptance as a simple and effective means of objective evaluation among patients.

（このシステムを採用したのは、それがシンプルかつ効果的な客観的評価法として患者に広く受け入れられていたからである）

Given the small sample size, further studies are necessary to investigate the ideal duration and frequency of application.

（症例数が少なかったので、さらに研究を重ねて理想的な使用期間と使用頻度を調査する必要がある）

Older adults may be particularly susceptible to polypharmacy, given the increased number of comorbidities in this population.

（この母集団では併存疾患が増加していることから、高齢者はとくに多剤併用に弱いと思われる）

∴⋮‥背景要因に言及する日本語表現はさまざまです。日本語に惑わされることなく、<given> で表現できないか検討してくみてください。

16 ⋙ Undergo

　<undergo> は手術や治療を「受ける」ときの表現です。<receive> も可能ですが、<undergo> が一般的です。日本語原稿に頻出する「行う、実施する」も <undergo> を使って表現することが可能です。

Every patient underwent surgery during a stationary phase of the disease in which disease progression had slowed for >1 year.

(すべての患者が、疾患進行が 1 年以上緩慢であった安定期に手術を受けた)

Usually, Japanese pregnant women undergo regular prenatal checkups such as blood pressure measurement every 2 weeks after 20 weeks' gestation and every week after 30 weeks' gestation.

(通常日本の妊婦は、血圧測定などの出産前定期健診を、妊娠 20 週目以降は 2 週間ごとに、妊娠 30 週目以降は毎週受けている)

In this study, we report our experience of a patient who underwent ALPV with the intraoperative navigation system to remove a lesion in the cervical spine safely.

(今回我々は、術中ナビゲーションを併用した ALPV を行い、安全に頸椎の病変を摘出した症例を経験したので報告する)

The subjects were 50 patients who underwent a Caesarean operation between 25-37 weeks of gestation.

(対象は妊娠 25 〜 37 週目に帝王切開を受けた 50 人の患者とした)

⋮⋯ 「対象は〜」は、<The subjects were 〜 >と英訳することが多いです。

A total of 70 patients with acute leukemia underwent bone marrow transplantation during the course of the treatment.

(治療期間中 70 人の急性白血病患者が骨髄移植を受けた)

17 ≫ Cause

<cause> のコアの概念はご存じのとおり「ひき起こす」です。頻出キー

ワードですので、いつでも使えるようにしておきましょう。「原因／一因となる、伴う」なども <cause> で対応することが可能です。

This creates the classic S-shaped deformity, causing lid relaxation in both the vertical and horizontal planes.

（これが典型的な S 字型の奇形をひき起こし、垂直水平両方向の眼瞼の弛緩の原因となっている）

A 30-year-old man had severe left orbital neurofibroma infiltration causing ophthalmoplegia, proptosis, and ptosis.

（30 歳男性。左眼に重度の瞼窩神経線維腫の浸潤があり、眼筋麻痺、眼球突出、眼窩下垂を伴っていた）

Locally advanced prostate cancer may cause several complications such as haematuria, bladder outlet obstruction, renal failure due to the ureteral obstruction.

（局所進行前立腺癌は、尿管閉塞に起因する血尿症、膀胱排尿障害、腎不全などのさまざまな合併症をひき起こす可能性がある）

Mouth ulcers can be caused by a wide range of factors including stress and anxiety.

（口内炎の原因には、ストレスや不安などさまざまな要因が考えられる）

During the study period, some of the patients who experienced recurrence of symptom that was probably caused by walking were lost to follow-up.

（試験期間中に、歩行が原因で症状が再燃したと思われる患者が数名おり、途中で経過観察から離脱した）

18 ≫ Highlight

　<highlight> も訳せるのに上手に使えない英単語の一つです。コアの概念は文字どおり「光を当てる」ですが、そのイメージを維持しつつ、存在や重要性を強調するときに頻出しています。

However, not all the patients were responsive to anti-TNF treatment, highlighting the need to better understand the molecular mechanisms that govern the disease.

(しかし、すべての患者に抗 TNF 治療が奏効したわけではなく、疾患を支配している分子レベルのメカニズムをよりよく理解する必要性が強調された)

⠿ 「奏効した」を <responsive> で表現しています。

The importance of this protein is highlighted by the fact that most of the severe cases are caused by gene mutation.

(重度の症例のほとんどが遺伝子変異によるものであるという事実から、この蛋白質の重要性が注目を集めている)

These findings further highlight the need for a trial to assess the effect of the drug in reducing blood pressure.

(研究結果から、本薬剤の血圧降下効果を評価する臨床試験を行う必要性がさらに高まった)

Recent reports have highlighted significant impact of N on Fe or Zn translocation/retranslocation in cereals.

(最近の報告から、窒素が穀類の鉄や亜鉛の転流／再転流に重要な役割を果たしていることがあきらかになった)

The findings obtained in the present study highlight a high safety profile of LCAP treatment.

（本研究の結果から、白血球除去治療がすぐれた安全性プロファイルを有していることがあきらかになった）

19 ▷ Implicate

<implicate> も医学論文では頻出します。「何らかの関与が示唆されている」ことを述べるときに、おもに受動態で使われます。

Although both cytokines are implicated in the pathogenesis, a full picture of their cellular targets and pathogenic mechanisms has not yet been clarified.

（両サイトカインがともに病因として関与しているが、その細胞内標的と発症機序の全体像はまだあきらかにされていない）

Certain drug classes are implicated in a higher frequency of ADRs, including anticoagulants and antidepressants.

（抗凝固薬や抗鬱薬などの薬物クラスが関与して、薬物有害反応が高くなっている）

CD46 expression has been implicated with a poor prognostic factor in patients undergoing induction chemotherapy.

（CD46 発現は導入化学療法を受ける患者の不良予後因子ではないかと考えられてきた）

The results demonstrate that OX_2 receptors within the NRM are also implicated in the descending control of pain modulation.

（結果的に、NRM 内の OX_2 受容体も痛覚調節の下方制御に関与していることが実証された）

45

Steroid injections have been implicated as a risk factor in tendon rupture, but it is not possible to distinguish between tendons that have been injected and those that have not.

(ステロイド注射が腱断裂の危険因子ではないかと考えられているが、ステロイドを投与された腱と投与されていない腱の区別は不可能である)

20 ⫸ Exhibit

　<exhibit> のコアの概念は「〜を呈する」です。原稿に「呈した」とあれば容易に英訳できるのですが、通常は別の表現に置き換えられています。<exhibit> は例文にあるようにさまざまな言葉を目的語に伴い、豊かな表現力を発揮します。

The patient exhibited a mild increase in inflammatory reaction and electrolyte abnormality.

(患者には軽度の炎症性反応と電解質異常が現れた)

The majority of the patients exhibited a significant improvement in QOL.

(大多数の患者の QOL が有意に改善した)

More than half of PsA patients exhibit signs of erosive bone disease.

(PsA 患者の半数以上がびらん性骨疾患の徴候を呈している)

On contrast-enhanced CT, the mass in the right upper lobe exhibited homogeneous enhancement pattern.

(造影 CT では右肺上葉の腫瘤に均一な濃染パターンが認められた)

Taken together, it was suggested that the subjects who exhibited an increase in anxiety tended towards being quick to start saccadic eye movement.

(以上から、不安が高まった被験者はサッケード眼球運動の開始が早まる傾向にあることが示唆された)

21 ▷ Affect

　<affect> はご存じのとおり「影響を与える」という意味で使われていますが、医学論文では受動態で「〜を発症している、罹患している」といった文脈で頻繁に使われます。

We selected five patients with gross haematuria affected by locally advanced prostate cancer, who had already been treated with primary chemotherapy.

(我々は、局所進行性前立腺癌を発症して肉眼的にも血尿を確認できる、しかも一次治療に化学療法を受けている5人の患者を選択した)

Two patients were affected by bladder outlet obstruction, and one patient was suffered from severe urinary retention.

(2人の患者が膀胱排尿障害を、1人が重度の閉尿を起こしていた)

Psoriatic arthritis is a chronic inflammatory disease affecting both the skin and joints in up to 1% of the worldwide population.

(乾癬性関節炎は皮膚と関節に影響を及ぼす慢性炎症性疾患であり、世界中で約1%の人々が罹患している)

第1章　日本語と英語の発想の溝を埋める50の基本動詞

47

The likelihood of comorbidity increases with age, which substantially affects morbidity and mortality in older adults with cancer.

（併存疾患の発症率は年齢とともに高くなり、高齢癌患者の罹患率と死亡率に大きな影響を与えている）

Vitamin D is mostly obtained from sun exposure; therefore, serum vitamin D concentrations can be affected by season.

（ビタミン D はその大部分が日光への曝露により得られている。したがって、血中ビタミン D 濃度は季節の影響を受けることになる）

22 ≫ Indicate

　＜indicate＞のコアの概念は「指し示す」ですが、何かが「示唆される」ときや「わかる」といった文脈で頻出します。

Collectively, these data indicate that our understanding of the role of IL-18 in epidermal hyperplasia is incomplete, and it remains possible that IL-18 may have direct effects on psoriatic pathology.

（これらのデータから、表皮過形成における IL-18 の役割に関する我々の理解が不完全であること、また、IL-18 が乾癬の発症に直接的な影響を及ぼしている可能性があることが示唆される）

≫ ＜it remains possible that ～＞で「可能性がある」を表現しています。

Logistic regression analysis indicated that the displacement of the ultrasonic probe in the lesion was the risk factor of the increase of radiation exposure dose.

（ロジスティック回帰分析の結果、超音波プローブが腫瘍内に正しく留置されていないことが被ばく線量増加の危険因子であることがわかった）

These findings indicate that radiation exposure dose during this surgical procedure performed under X-ray fluoroscopy is low and very safe.

（これらの所見から、エックス線透視下で実施したこの手術の被ばく線量は少なく安全性が高いことがわかる）

Our observational study has indicated that pain severity in older adults with cancer is correlated directly with ADL and IADL disability.

（観察研究の結果、高齢癌患者の疼痛の重度が ADL と IADL の低下に直接関連していることがわかった）

ACS guidelines indicate that screening for colorectal cancer should be discontinued in patients with severe comorbidity.

（ACS ガイドラインでは、重度の併存疾患がある患者の大腸癌スクリーニングは行うべきではないとされている）

23 ⋙ Exert

　＜exert＞のコアの概念は「影響力を及ぼす」です。＜effect＞や＜influence＞などを目的語に伴って、「〜な効果を発揮する」という文脈で使用されています。

We identified some factors that exert an adverse influence on the outcome of heart transplantation.

（我々は心臓移植の転帰に悪影響を及ぼすいくつかの要因を特定した）

The autonomic nervous system has been shown to exert modulating effects on motor activity.

（自律神経系は運動活動量を調節する作用を有することがわかっている）

::· <have been shown to> も「～がわかった」を意味する重要な表現です。

IL-32 and IL-18 may exert effects on bone loss and may induce bone resorption by separate molecular mechanisms.

（IL-32 と IL-18 は骨損失に効果を発揮する可能性があり、また別の分子レベルのメカニズムによる骨吸収を誘発する可能性もある）

The above results suggest that prednisolone also exerted a beneficial effect in patients with rheumatoid arthritis.

（以上の結果から、プレドニゾロンはリウマチ患者にも効果的であることが示唆される）

In this study we showed that GNM was absorbed via the stomach and began to exert efficacy from 30 min after administration under fasting conditions.

（本研究で我々は、GNM は胃から吸収されること、また絶食下投与後 30 分以降に効果を発揮しはじめることを証明した）

24 ›› Undertake

<undertake> は文字どおりの意味は「引き受ける」ですが、受動態で用いて、検査などが「実施された、行われた」といった文脈で使われています。

For this purpose, quite a number of investigations on diagnostic bronchoscopy have been undertaken.

（そのため、気管支鏡を診断目的に使用することを調査する多くの研究が実施されている）

Reoperation was undertaken in 80 patients, and 55 patients experienced massive bleeding.

（80 人に再手術が行われ、そのうち 55 人が大出血を来した）

⋮⋅ <experience> で「発症する」を表現しています。

An aggressive treatment including rehabilitation is going to be undertaken simultaneously with the preventive measures against complications.

（合併症対策と同時進行でリハビリを含む積極的な療法が開始される予定である）

A biopsy was undertaken under the clinical diagnosis of granuloma and a histopathological diagnosis of fibrotic granuloma was obtained.

（肉芽腫との臨床診断のもとに生検を行い、線維性肉芽腫との病理組織学的診断を得た）

Randomized trials of the new drug should be undertaken in patients with metastatic breast cancer who are at high risk for brain metastasis.

（脳転移のリスクの高い転移性乳癌患者を対象にして新しい治療薬の無作為化試験を行うべきである）

25 ⟫ Reveal

<reveal> のコアの概念は「あきらかにする」です。ラテン語の「ベール

第1章 日本語と英語の発想の溝を埋める50の基本動詞

を脱ぐ」という語から派生しています。論文では多くの場合、「～の結果～
という事実があきらかになった」という文脈で使用されています。

Bonferroni's method revealed that the total locus length did not show a significant difference by sham stimulation and anodal stimulation.

（ボンフェローニ法の結果、総軌跡長はシャム刺激やアノーダル刺激では有意な変化を示さなかった）

Our study data revealed that the expected age of first childbirth became younger by 2 years after proper fertility education, confirming the influence of the education on the expected age of childbirth.

（研究データによると、適切な妊孕性教育後の第 1 子出産希望年齢は 2 歳若くなり、妊孕性教育が出産希望年齢に影響を与えていることが確認された）

Histopathological examination revealed a significant reduction of blood flow in the affected tissue.

（組織病理学的な検査を行ったところ、患部組織に有意な血流の低下がみられた）

Echocardiography revealed no evidence of structural heart disease in any of the patients.

（心エコー検査では、どの患者にも構造的心疾患の所見は認められなかった）

Health-related QOL was evaluated and it was revealed that physical function, bodily pain, and mental health were lower than the national standard value.

（健康関連の QOL を評価したところ、身体的機能、肉体的苦痛、精神的健康が全国標準よりも低いことがわかった）

26 ▷ Describe

<describe> は「記述する」や「描写する」という意味ですが、医学論文ではそのコアの意味を維持しつつ、「解説する」や「報告する」、「紹介する」といった文脈で使われることがあります。

The purpose of this study was to describe the concept of the newly-developed fixation screw and to discuss the results of our clinical experience.

（本研究の目的は、新しく開発された固定ネジのコンセプトについて解説し、我々の臨床経験の結果について考察することである）

The authors described that the failure of fixation of the femur fracture could be explained by the difficulty of the plate fixation.

（著者らは大腿骨骨折の固定が失敗した原因について、プレート固定がむずかしかったことを挙げている）

However, the details of the endoscopic characteristics of sessile serrated lesions have never been described in the literature to date.

（しかしながら、本日に至るまで、鋸歯状病変の内視鏡的特徴を詳細に報告した文献はない）

Many studies have described the relationship between smoking and its effect on the fetus.

（喫煙が胎児に及ぼす影響について報告している研究は多い）

53

In this review, we describe key studies from the obstetric literature and propose an application of these studies in the field of gynecology and obstetrics.

（本レビューで我々は、産科系文献から主要な研究を紹介し、それらの研究を産婦人科領域の研究に応用することを提案する）

27 ﹥ Yield

　<yield> のコアの概念は「生み出す」です。「結果的に〜が得られた／達成された」という文脈で頻出します。

Both doctors are experts in the assessment of abdominal CT, and their participation in this study yielded important and reliable information.

（腹部 CT 評価の専門家である両医師がこの研究に参加したことで、重要かつ信頼できる情報が得られた）

Helical HRCT of pulmonary tumors is advantageous because it can yield volumetric data on pulmonary nodules.

（肺腫瘍にヘリカル HRCT を使用すると、肺結節の容積測定データを得られるというメリットがある）

A one-tailed paired student's t-test yielded a P-value of 0.001, which indicated a statistically significant difference.

（スチューデントの対応のある片側 t 検定の結果得られた P 値は 0.001 であり、統計学的有意性が確認された）

Few studies have reported on the evaluation of prognosis of hypertension including biochemical tests that can yield results at an early stage.

（初期段階で結果が得られる生化学的検査を含めて、高血圧の予後の評価について報告している研究は少ない）

This treatment strategy resulted in 9 patients in CR after brentuximab and another 8 patients in CR after chemotherapy, yielding a total of 17 patients in CR at the time of AHCT.

（この治療戦略では、9人の患者がブレンツキシマブ投与後にCRを達成し、8人が化学療法後にCRを達成し、最終的に17人の患者がAHCT実施時にCRを達成した）

28 ▷ Underscore

<underscore> はもともと「下線を引く」という意味ですが、重要なポイントを強調するときに効果的な動詞です。

Several studies in older adults have identified an association between a lack of exercise and an increased risk of mortality, underscoring the importance of moderate exercise.

（高齢者を対象にしたさまざまな研究が実施され、運動不足が死亡率の増加と関連性を有していることがあきらかになった。適度に運動をすることが重要である）

It needs to be underscored that ticlopidine is no longer the first-line therapy for those patients but it is one of the newer agents now.

（チクロピジンはこれらの患者にとってはもはや一次治療ではなく、新しい薬剤の一つであることを強調する必要がある）

55

These findings underscore the importance of providing smoking cessation education to the young patients.

（これらの結果から、若い患者に禁煙教育を行うことの重要性が強調された）

These results underscore the clinical benefits of our treatment strategy using Netsusagarine for patients who underwent chemotherapy previously.

（これらの結果から、化学療法を受けたことのある患者を対象にネツサガリンを使って治療する我々の戦略の臨床的効果が裏づけられた）

This underscores the fact that we have accurately identified who is at high risk of dementia and how to prevent it.

（認知症リスクの高いのはどのような人か、またどのようにすれば防止できるかを、我々が正確に特定できているという事実が裏づけられた）

29 ⠿ Outline

　<outline> は「輪郭を描く」という意味ですが、序論などで「概略を説明／紹介する」ときに使われることがあります。日本語の発想に頼りすぎると、使う機会がありません。

Since HFUP is often used in most of the facilities, we will outline the diagnostic method using HFUP in this section.

（大部分の施設で HFUP を用いることが多いため、本稿では HFUP での診断法について概説する）

I would like to outline the duties of the criminal investigation department, especially about the principles and methods of DNA identification.

（犯罪捜査本部の業務内容、とくに DNA 鑑定の原則と方法について概要をお話ししたいと思います）

This chapter outlines the diagnosis using respiratory endoscopy and development of the treatment.

（本章では、気管支鏡を使った診断および治療の発展について解説する）

In this presentation, I will outline the bias caused by experimental methods and the characteristics of variations of every gene.

（本発表では、実験手法により生じたバイアスや遺伝子ごとの変異特性の概略を説明します）

In this review, we outline the characteristic endoscopic findings of serrated lesions of the colorectum based on image enhanced endoscopy.

（本レビューでは、画像強調観察を用いた大腸鋸歯状病変の内視鏡上の特徴所見について概説する）

30 ›› Translate

　　<translate> は遺伝子関連の文献では「翻訳される」が対訳として定着していますが、「意味する」や「解釈される」という文脈でも広く使用されています。

It remains to be solved whether or not these results can be translated into clinical practice.

（これらの結果が臨床の現場に応用できるかどうかについてはまだ解明されたわけではない）

⋮⋮· <remain to be solved> も重要頻出表現です。

Yamada et al. reported that lower social position did not necessarily translate into higher disease experience.

（山田らは、社会的地位が低いからといって必ずしも疾患経験が高いとは限らないと報告した）

Nine out of 10 patients reached almost clear skin after a year of treatment. The higher efficacy of the new drug can be translated into a better quality of life.

（治療1年後に10人に9人の患者がクリアスキンを達成した。効果があったということは、それだけ生活の質がよくなったということである）

These results were not translated into a significant difference in survival rate between the two groups.

（これらの結果からは、2群間の生存率に有意差があるとは解釈できなかった）

　最後のグループの動詞は、これまでの30の動詞よりも使いやすいと思いますが、同様に、論文を書くうえでいつでも引き出して使える状態にしておきたい動詞です。

31 ≫ **Develop**

　<develop> のコアの概念は「発展する」ですが、医学論文ではそのコアの概念を維持しつつ「発症する」という文脈で使われ、「来す」や「起こす」

などの日本語に相当します。

When the patient was around 40, acute arthralgia developed all over his body, and the symptoms worsened at around 45.

(患者は 40 歳前後のとき全身に急性の関節炎を発症し、症状は 45 歳ごろに悪化した)

The patient followed an uneventful course without developing any complications.

(患者は合併症等を来すことなく良好な経過をたどった)

Substantially fewer patients developed bone metastasis in the TN patient group as compared with non-TN patient group.

(非 TN 患者群と比較すると、TN 患者群には骨転移した患者はほとんどいなかった)

The lifetime risk for females of developing breast cancer is 23-45%, with an average age of diagnosis between 35 and 45 years.

(女性が乳癌を発症する生涯リスクは 23 ～ 45％で、診断時の平均年齢は 35 ～ 45 歳である)

⁝⁞· 二つの文を <and> を使わず <with> で上手につないでいる点にも注目してください。

Although the symptoms of atopic dermatitis usually develop during infancy, they can occur at any age even in the older adults.

(アトピー性皮膚炎は幼児期に発症するのが通常であるが、年齢に関係なく高齢になっても発現することがある)

⁝⁞· 「年齢に関係なく」を <at any age> で表現しています。

32 ⋙ Focus

<focus on> は日本語の「着目する」にピッタリの表現です。序論で頻出する表現です。

Older adults with cancer have been under-represented in clinical studies, and only a few studies have focused on patients who are physically unable to receive standard cancer therapy.

（高齢癌者を対象にした臨床研究は少なく、身体的に標準的癌治療を受けることができない患者に着目した研究はごくわずかである）

In this study, we focused on cases of surgical lung biopsy to retrospectively examine the clinico-radiological-pathological features of this illness.

（本研究では外科的肺生検施行例だけに絞って、この疾患の特徴を臨床・画像・病理の観点から後ろ向きに調査した）

In this review, we focus on the IL-18 axis-elicited responses mediated by osteoclasts, keratinocytes, and neutrophils.

（本レビューでは、破骨細胞、ケラチノサイト、好中球を介して生じた IL-18 軸誘発の反応に着目した）

The purpose of this study was to focus on the parent training for parents who have a child with developmental disability and discuss the effects.

（本研究の目的は、発達障害児をもつ親のペアレント・トレーニングに焦点を当て、その効果について考察することである）

33 ▷ Lead

　<lead to> は「～に至る」という意味ですが、原稿では多くの場合、別の表現となって表れています。そこに <lead to> のコアの概念を感じ取ることが重要です。

Improvement of imaging diagnosis has led to a greater understanding of these disorders, allowing a more critical approach to their diagnosis and treatment.

（画像診断の改善によりこれらの疾患への理解が深まり、より多角的な診断と治療が可能になった）

⋮⋯「可能」の <allowing ～ > で二つの文を上手につないでいます。

This has led to a significant change in the understanding of musculoskeletal disorders and the underlying biochemical derangement.

（これにより、筋骨格障害とその背景にある生化学的障害の理解は大きな変化を遂げた）

Peripheral neuropathy led to discontinuation of brentuximab treatment in this patient group.

（この患者群では末梢神経障害が起きたため、ブレンツキシマブ治療を中断した）

All these factors have led to an increased interest in the role of estrogen.

（このような要因により、エストロゲンに対する関心が高まっている）

34 ▷ Show

　<show> を用いた <have been shown to> という表現は医学論文に頻出する重要表現です。「〜ことがわかった／示された」という文脈で使われます。強調したい語句を主語にすることが可能です。

Rehabilitation with moderate physical activity has been shown to improve patients' quality of life faster after hospital discharge.

(適度な身体活動を取り入れたリハビリテーションを行えば、患者の退院後の QOL の改善が早くなることがわかっている)

Operator experience in stent placement has been shown to reduce the number of unsuccessful operations significantly.

(術者のステント留置の経験が、手術の失敗を有意に減少させることがわかった)

Elevated CRP has been shown to be associated with an increased risk of cardiovascular disease.

(CRP 値が上昇すれば、心血管疾患のリスクが上昇することが示された)

Intravesical treatment with BCG reduces vascular permeability and has been shown to control haematuria effectively in 80-90% of patients.

(BCG を用いた膀胱内治療は血管透過性を低下させ、8 〜 9 割の患者の血尿を効果的にコントロールできることがあきらかになった)

35 ≫ Occur

　<occur> のコアの概念は日本語とそれほどズレはありません。しかし、原稿に必ずしも「起きた」と表現されているとは限らず、原稿の表現にとらわれると使う機会を失います。

Recurrence occurred in 25 patients in the surgical group vs. 5 patients in the chemotherapy group.

（手術群では 25 人の、化学療法群では 5 人の患者が再発を来した）

Mild vomiting and worsening of pain occurred on the following day.

（翌日、軽度の嘔吐があり、疼痛が悪化した）

We examined complications that occurred to patients who underwent radiotherapy to prevent worsening of anemia.

（我々は、貧血悪化予防のために放射線療法を受けた患者に起きた合併症を調査した）

We report a case of progressive liver cancer that occurred during the follow-up period and rapidly enlarged after treatment.

（今回我々は、経過観察時に発症し治療後に急速に増大した進行性肝臓癌の一例を経験したので報告する）

Single brain metastasis had occurred in 23.4% of patients at the time of the first episode, suggesting that they might need a local treatment of the brain.

（患者の 23.4％が初発時に単独脳転移を来しており、脳への局所的治療が必要と思われた）

36 ⠿ **Attribute**

　<attribute> を用いた <can be attributed/attributable to> という表現は、「～に起因する、～が原因である」という文脈で、医学論文では頻繁に使われています。

These results can be attributable to the fact that the surgical intervention was performed under local anesthesia.

(このような結果に至ったのは、外科的介入が局部麻酔下で行われたからではないかと考えられる)

Degeneration of elastic fibers and impaired organization can be attributed to the age-dependent increase in PMM expression underlying collagen deficiency.

(弾性線維が変異し組織が損傷を受けるのは、コラーゲン欠乏をひき起こしている PMM 発現が年齢依存的に増加するのが原因である)

It is very unlikely that these changes can be attributed to the changes in disease activity of SLE only.

(このような変化が SLE の疾患活動の変化だけで生じた可能性はきわめて低い)

⠿ 「可能性が低い」を <It is very unlikely ～ > で表現しています。

The injuries were attributable to motor vehicle accidents (n=20), pedestrian-auto accidents (n=5), falls (n=4), and pedestrian-train accidents (n=3).

(受傷原因は、自動車事故〈20 人〉、人対自動車事故〈5 人〉、転倒〈4 人〉、人対列車事故〈3人〉であった)

37 ›› Elucidate

　<elucidate> は「解明する」という文脈で頻出するキーワードです。日本語との発想の差は比較的小さいですが、うっかりしていると使う機会を失います。意識して「いつでも自由に使える動詞」にする必要があります。

We conducted a randomized, double-blind, placebo-controlled trial in school children to elucidate whether preventive intake of vitamin C supplements can reduce the incidence of influenza.

（我々は、ビタミンＣ補助食品を予防的に摂取してインフルエンザの発生率を下げることが可能かどうかを解明するため、学童を対象にした無作為化二重盲検プラセボ対照試験を行った）

Although the involvement in the olfactory discrimination capability is suggested, the mechanism of action has not been fully elucidated.

（嗅覚弁別能力の関与が示唆されるが、作用機序が完全に解明されているわけではない）

Further studies are required to elucidate the mechanism of action of this rare disease often found in Japanese infants.

（さらに研究を重ねて、日本人の幼児に見られるこの奇病の作用機序をあきらかにする必要がある）

The molecular mechanisms involved in this inflammatory response need to be elucidated as soon as possible.

（この炎症反応にどのような分子レベルのメカニズムが関与しているか、早急に解明する必要がある）

38 ⠢ Seek

<seek>は何かを達成しようとして努力することです。<sought to>で、序論で研究目標を表すときの「～に取り組んだ」というニュアンスが出ます。

In this study, we sought to determine the usefulness of these kinds of examinations for the treatment of leukemia.

(今回我々は、これらの検査が白血病の治療に有効かどうかを特定するための調査に取り組んだ)

In this study, we sought to examine the cases in our department with the aim to investigate the appropriate treatment and follow-up method of malignant lymphoma.

(今回我々は、悪性リンパ腫の適切な治療法および経過観察方法を調査することを目的として、当科自験例の検証を試みた)

At our hospital, therefore, we sought to identify the risk factors involved in the progression from MGUS to multiple myeloma.

(そこで当院では、MGUS から多発性骨髄腫への進行に関与するリスク因子の特定に取り組んだ)

The research team sought to investigate the preoperative predictors of high-output syndrome, that is, small bowel stoma-related complications.

(研究チームは、小腸ストマ関連の合併症であるハイアウトプット症候群の術前予測因子の調査を行った)

39 ▷ Assist

<assist> は「支援する」というコアの概念を維持しつつ、医学論文では「役立つ」「可能になる」「容易になる」といった意味合いで使われます。

Clarifying these mechanisms of action may assist in the development of an appropriate treatment strategy.

(これらの作用機序をあきらかにすることが適切な治療計画を立てることに役立つであろう)

A better understanding of frailty in community-dwelling elderly adults may assist in identifying older adults who are candidates for palliative therapy.

(地域在住高齢者のフレイリティをより正しく理解することで、緩和的療法に適応のある高齢者を特定することが可能になるであろう)

▷ 「適応がある」を <be candidate for> で表現しています。

Several diagnostic methods are used to assist in rapid decision-making in the emergency setting in combination with imaging diagnosis, such as ultrasound and computed tomography.

(緊急の事態に迅速な意思決定を行いやすくするために、さまざまな診断方法が超音波やCT などの画像診断と併用されている)

Preoperative determination of the status of lymph nodes may assist with the subsequent treatment decisions.

(術前にリンパ節の状態を特定しておくことで、その後の治療判断が行いやすくなる)

40 ▷ Account

　<account> を用いた <could be accounted for by> は医学論文に頻出する重要表現です。文字どおり「～という説明が可能」という意味で、通常、原因や理由を説明する文脈で使われています。

Some of the increase of these values could be accounted for by the patients aged 75 and older who failed to achieve objective response.

（これらの値の上昇の一部は、客観的奏効を達成できなかった 75 歳以上の患者によるものであろう）

Isolated metastasis, 20 to 30% of which are accounted for by colorectal cancer, was also seen in about 15% of the patients in our study.

（大腸癌がその 2 ～ 3 割を占める孤立性転移が、本研究でも患者の 15%に認められた）

These variations could be accounted for by the difference in age, gender, and other life style-related factors.

（年齢、性別、および生活習慣要因の違いが原因でこのような変化が生じたのだろう）

The remarkable increase in the number of cases of this disease in recent years is mainly accounted for by the increase of acute cases.

（近年この疾患の症例数が顕著に増えたのは、おもに急性の症例が増えたからである）

41 ≫ Lack

「lack」は「欠如／不足している」という意味ですが、医学論文ではこのコアの概念を維持しながらさまざまな表現のなかで使われています。

Due to the lack of inflammatory cell infiltration in the tissue section, we ruled out the possibility of fibrous hyperplasia.

（組織切片には炎症性細胞浸潤は認められなかったので、我々は線維性過形成の可能性を除外した）

The lack of satisfactory benefit led to controversy about the therapeutic indication.

（満足できる効果が得られず、治療上の適応については意見が分かれた）

∷‥ <lead to controversy> も頻出する重要表現です。

Although the previous data provide important information, to the best of our knowledge, data applicable to oncology patients are lacking.

（従来のデータは重要な情報を提供しているが、我々の知る限り、癌患者に適用できるデータは少ない）

Whether neutrophils respond directly to IL-18 remains controversial, as human neutrophils have been shown to lack expression of IL-18R.

（ヒト好中球では IL-18R の発現が欠如していることが示されており、好中球が IL-18 に直接反応するかどうかは議論が分かれている）

⋮⋯ ＜remain controversial＞ も頻出する重要表現です。

42 ⋙ **Present**

　＜present＞ は「症状を発現する、呈する」という意味の頻出キーワードです。使いやすい表現ですが、日本語原稿では間接的な表現になっていることが多く、注意が必要です。

A 22-year-old man presented with an extensive neurofibroma involving his left upper lid.

（22 歳男性。左上瞼の広範囲に神経線維腫を呈している）

A 25-year-old woman presents with chronic daytime somnolence, which has frequently caused her to fall asleep at work.

（25 歳女性。慢性的な日中傾眠を来しており、勤務中にしばしば眠ってしまうこともある）

Two patients presented with headache as an adverse event associated with eculizumab.

（2 人の患者にエクリズマブの副作用による頭痛が認められた）

A 70-year-old man came to our department with a chief complaint of lower back pain. He had presented with lower back pain without any specific cause. On the 5th day, the pain exacerbated and he was admitted to his previous hospital. On the 6th day, he presented with fever and began to develop limb paralysis predominantly on the right side and was admitted to our department.

（症例は 70 歳男性。腰痛を主訴に当科に来院。とくに誘因はなく腰痛が出現。5 日目に腰痛が増強し、前医に入院。6 日目より発熱し、右優位の四肢麻痺が出現して当科に入院となった）

:::・「とくに誘因はなく」を＜without any specific cause＞で表現しています。

43 ≫ **Suggest**

＜～, suggesting that ～＞という表現は、「その結果、～が示唆された」という文脈で頻出しています。情報を二つの文で分断することなく、後方になめらかに伝達しています。

In this study, patients who received cytokine therapy accounted for only 43.2% of the total number of patients, suggesting that this study does not necessarily demonstrate the real efficacy of treatments with VEGF.

（この研究ではサイトカイン療法を受けた患者は全体のわずか 43.2％であり、VEGF 治療の真の有効性が必ずしもあきらかになったわけではない）

Increased numbers of osteoclasts have been observed in these lesions, suggesting that some molecular mechanism that contributes to the pathogenesis is shared across these types of inflammatory arthritis.

（破骨細胞の増加がこれらの病変でも観察され、その病因に関与する何らかの分子レベルのメカニズムがこのタイプの炎症性関節炎には共通していることが示唆される）

CR rate of multi-agent chemotherapy given as second-line therapy is 56%, suggesting that delaying multi-agent chemo-therapy does not have a deleterious effect on efficacy.

（二次治療としての多剤併用化学療法の CR 率は 56％である。この事実は、多剤併用化学療法の実施を遅らせても有効性に悪影響が及ぶことはないことを示唆している）

Four of our patients achieved PR by cycle 2 but experienced PD later, suggesting that resistance to brentuximab can develop even after a short exposure.

（本研究の患者のうち 4 人が 2 サイクル目で部分寛解を達成したが、その後に病勢が進行した。この事実から、短い曝露期間でもブレンツキシマブに対する抵抗が生じうることがうかがわれる）

44 ≫ Achieve

　<achieve> は「達成する」という意味ですが、このコアのイメージを維持しつつ、さまざまな目的語を伴って豊かな表現力を発揮します。

The failure to achieve statistical significance is attributable to the relatively small number of patients.

（統計学的有意性が得られなかったのは、患者数が比較的少なかったことが原因である）

⋯「原因」を <is attributable to> で表現しています。

TAE should be performed without delay after damage control surgery in order to achieve a good outcome.

(ダメージコントロール手術の後は、良好な転帰を達成するために遅延なく TAE を行わなければならない)

Patients who achieved CR were allowed to proceed to AHCT directly. Patients who achieved PR had the option of receiving additional radiotherapy before AHCT.

(CR を達成した患者は、ただちに AHCT に進んだ。PR を達成した患者は、AHCT の前に放射線療法を追加する選択肢を与えられた)

A definite diagnosis is hard to achieve due to the lack of appropriate data and methods to assess the risks.

(リスクを評価するに足るデータと方法が不足しているので、確定診断を得ることはむずかしい)

45 ⠿ Help

<help> は「助ける」という訳語が強固に定着していますが、さまざまな動詞と併用することで表現の幅が広がります。

This study provides a thorough analysis of disease to help better understand the pathogenesis of this disease.

(本疾患の病因をよりよく理解するために、本研究では詳細な疾患分析を行っている)

These results may help identify patients at high risk for prostate cancer at an early stage.

(これらの結果から、前立腺癌の発症リスクが高い患者を早期に発見しやすくなるであろう)

73

We assessed the clinical findings to help determine the patients who would be most appropriate for the intervention.

（我々は臨床結果を評価して、その介入にもっとも適した患者を特定した）

There is no evidence to show that postoperative chemotherapy may help improve prognosis after surgery in patients with stage III thymic tumors.

（術後化学療法がステージⅢの胸腺腫瘍患者の手術後の予後の改善に役立つことを示すエビデンスはない）

46 ≫ Pose

　<pose> は医学論文では <risk>、<problem>、<danger> などを伴って「リスクがある」や「問題がある」という文脈で使われています。

Each of these situations may pose an increased risk of developing hypothermia and acidosis.

（このような状況では、低体温やアシドーシスのリスクが高まる可能性がある）

Excessive weight gain and loss may pose a serious problem for patients with diabetes.

（過度の体重増減は糖尿病患者に深刻な問題をもたらす可能性がある）

::·· 「〜は問題である」の英訳はむずかしいですが、<pose a problem> を使って表現することが可能です。

Aspirin is considered to pose a danger of stroke for patients with hypertension.

（アスピリンは高血圧患者には脳卒中の危険があると考えられている）

Steroid drug in itself may not pose a risk, but its anti-inflammatory effect and role as a pain reliever may lead to the overloading of degenerated tendons.

（ステロイド剤自体には危険性はないかもしれないが、その抗炎症作用と鎮痛薬としての役割は変性した腱の過負荷を招くかもしれない）

⋮⋮∵ 「招く」を <lead to> で表現しています。

47 ≫ **Prove**

<prove> のコアの概念は「証明する」ですが、<to be ～> を伴い「～であることが判明した、わかった」という文脈で頻繁に使われています。

Mild exercise has been proven to be effective for the overall improvement of quality of life of patients with chronic heart disease.

（適度な運動が慢性心臓疾患患者のQOLの全体的改善に効果的であることがわかっている）

There have been several studies that examined the efficacy of antibacterial drugs indicated for fibrosis, but none of which was proven to be effective for the prevention of the disease so far.

（線維症に適応のある抗菌薬の効果については多くの研究が調査を行ってきたが、この疾患の予防に効果的な抗菌薬はまだ一つも確認されていない）

Histopathologically, the tumor proved to be a malignant skin cancer.

（病理組織学診断の結果、腫瘍は悪性皮膚癌であることがわかった）

::⋅ 「病理組織学診断の結果」を＜Histopathologically＞の一語で表現しています。

The program has been proven to be suitable for patients who are unable to walk on their own.

（このプログラムが自力で歩くことができない患者に適したプログラムであることはすでに証明されている）

48 ⋙ Aid

　＜aid＞のコアの概念は「助ける」ですが、＜aid in＞で「〜に役立つ」という意味をもち、医学論文には頻出します。対象を主語にして簡潔な英文をつくることができます。

Implementing appropriate education programs will aid in further understanding the basic concept of this treatment strategy.

（適切な教育プログラムを導入することで、この治療戦略の基本的コンセプトをより深く理解することができるだろう）

The method of physical function assessment we developed may aid in predicting prognosis of chronic heart failure patients.

（我々が開発した身体機能評価法は、慢性心不全患者の予後の予測に役立つであろう）

The use of a cognitive function assessment may aid in therapeutic decision-making, although additional studies are needed.

（さらに研究を重ねる必要はあるが、認知機能評価を使用することが治療上の意思決定に役立つ可能性がある）

These factors we identified may aid in stratifying this group of patients based on the mortality and morbidity.

（我々が特定したこれらの要因は、この患者群を死亡率と罹患率に基づいて階層化する際に役立つであろう）

49 ﹥ Address

　＜address＞は「問題に取り組む、対処する」という意味で医学論文には頻出します。むずかしい単語ではないのですが、上手に使えない動詞です。

To address this issue, a research that is designed to examine the sensitivity of this group of patients to anticancer drugs should be conducted at an early stage as possible.

（この問題に対処するためには、この患者群の抗癌薬に対する感受性を調査する研究をできるだけ早く実施する必要がある）

This study addresses the following problems that were identified during the patient's hospital stay.

（本研究では、この患者の入院期間中に特定された以下のような問題について考察する）

Many concerns have not been addressed yet, probably due to the lack of interest among the doctors to engage themselves in this local community.

（多くの問題がまだ解決に至っていない。おそらくこれはこの地域社会にかかわりをもつことへの医師たちの興味の欠如によるものであろう）

To that end, we need to firstly address the two key issues associated with the currently available drugs for the treatment of obesity.

(そのためには、我々はまず現在使用されている肥満治療薬が抱える二つのおもな問題点について取り組む必要がある)

50 ▷ Respond

<respond> のコアの概念は「反応する」です。医学論文では「奏効する」という意味で頻出します。また、その形容詞を使った <be responsible for> は「の原因である」という意味でよく使われます。

Of the 54 patients not receiving AHCT, 32 proceeded to allo-HCT and 10 did not respond to salvage chemotherapy.

(AHCT を受けていない 54 人の患者のうち、32 人が同種造血幹細胞移植に進み、10 人に対してサルベージ化学療法は奏効しなかった)

There were no responses among patients whose tumors carried KRAS or NRAS mutations, whereas 2 of 15 WT RAS patients responded.

(腫瘍が KRAS または NRAS 変異をもつ患者には奏効しなかったが、15 人の野生型 RAS 患者のうち 2 人には奏効した)

PROM is responsible for approximately 30% of all preterm births in Japan and remains a major cause of maternal death.

(日本では PROM は早産の原因の約 30％を占めており、母体死亡の重要な原因の一つである)

It is estimated that secondhand smoke is responsible for nearly 5,000 deaths due to lung cancer in women in Japan every year.

（日本では毎年約5,000人の女性が間接喫煙による肺癌で死亡していると推測されている）

　第1章で紹介した50の基本動詞は、「ネイティブが書く英語医学論文には頻出しているのに、私たち日本人が英語で論文を書くときにはなかなか発想できない」重要な基本動詞です。

　そもそも日英の両言語はかけ離れた成り立ちをもつ言語です。その発想の根本は異なっており、発想の溝のようなものが生じているのは当然です。しかし、その溝をすこしでも埋める作業をすることが、ネイティブの書くような英文を書けるようになる第一歩だと私は考えます。その攻略のカギを握る重要キーワードとして、これら50の基本動詞を紹介しました。

　本書は単なる例文集ではありません。「発想しにくい」重要な語句を「いつでも使える状態」にスタンバイさせるための参考書です。まずは本章の50の基本動詞に慣れ親しんで、実際に論文作成に役立ててください。きっとこれら50の基本動詞の威力を実感していただけると思います。

　さて次章では、逆に日本語的発想からのアプローチを試みて、さらに「日本語と英語の発想の溝」を埋める作業をしてみたいと思います。

Column ①

英語らしい英語が書けないもう一つの理由

ロジカルなパラグラフとは

　ロジカルな英語論文はどのように書けばよいのか。これは英語で論文を書く立場にある人の共通の悩みだと思います。もちろん私にとっても大きな課題です。そのようなテーマの書籍が出版されれば、私はできるだけ多く読むことにしています。過去の既刊本も図書館で検索して読みます。これまでにたくさんの書籍を読み、有益なアドバイスを得ることができました。巷にロジカルイングリッシュについて解説した書籍は溢れており、先生方もきっと何冊も読まれたのではないでしょうか。このコラムでは、ロジカルにパラグラフを書く方法について考えてみたいと思います。

＊　＊　＊

　私は英語が公用語として使われていた外資系企業に長く勤務し、そこでロジカルイングリッシュの基礎を学びました。それはすでに多くの先生方もご存じの「最初に発表の目的をあきらかにする」「先に結論を述べる」「3つの理由で結論をサポートする」「大切なことから順に述べる」などといったことでした。これらは当時の自分にとってはとても実践的な学びであり、相手を説得するためには必須のロジックの武器となりました。しかし、それらはあくまでもビジネスの現場におけるロジカルイングリッシュの基礎であり、論文のアクセプトに貢献する英文を書くためには、もう一歩深い学びを得る必要があります。

本書をお読みの先生方は、「ロジカルイングリッシュとは何か」と問われたら何と答えますか？　私はこれまでにいくつかの良書との出合いがあり、この問いかけに対して大きな示唆を得て、その理解を深めることができました。以下にその学びを紹介したいと思います。

思考の通路を歩きやすくするために
話の筋道に道標をつける

　ロジカルイングリッシュに関してすばらしい解説をしている書籍はたくさんありますが、私が最初に感銘を受けたのは『理科系のための英文作法：文章をなめらかにつなぐ四つの法則』[1]と『どう書くか：理科系のための論文作法』[2]（ともに杉原厚吉）です。これらは15年以上も前に出版された書籍ですが、このような良書に出合えたことにとても感謝しています。

　これらの著書の中では、パラグラフをロジカルに書くためには「思考の通路を歩きやすくするために話の筋道に道標をつける」ことが必要という解説がなされています。そして、読者を説得するためには、読者を論文の中で迷子にさせることがないように（この意識が大切です）、道標を立てるように文章を書き、スムーズに結論に導くことが重要であると説かれています。この解説に、私の長年の「ロジカルイングリッシュとは何か」という疑問は氷解しました。論文が全体的に論理的であるためには何が必要かというもっとも核心的なテーマが、非常にわかりやすく上手に解説されていました。

　この「思考の通路を歩きやすくするために話の筋道に道標をつける」という着眼点は、「論理的思考」の解説としては、私がこれまでに学んだもののなかでもっともわかりやすく、かつ的を射ているものです。その一部を要約すると、「ここで注目したいのは、さて、まず、すなわち、次に、すなわち、最後に、これら6個の道標の並び方から、ここでの論理の展開の基本構造が完全に分かってしまうということである。一般に、文章における思考の道

は、1文ごとに分岐点があると言ってよい。1つひとつの文とその後に続く次の文との接続点は交差点のようなものである。文章を読んで、その論理を追う作業はこの分岐点でどの道へ進んだかを判断する作業である」[2] と続きます。

　このように「標識」を適切に使用して読者に進むべき道筋を示さなければ、結果的に読者は論理の森で道に迷うことになります。そうさせないためにも、この「話の筋道に道標をつける」ことが必要であるという解説はたいへん説得力があります。ともすればむずかしい考察を加えがちな解説書が多いなかで、杉原先生の著書は、日本人がもっとも不得意とするこの点をわかりやすく端的に、そして具体的に解説しています。図解もありますので引用します。この図のスタートからゴールまでを一つのパラグラフと考えると、パラグラフの構成のコツがよくわかります。さらに、一つのセクション（たとえば序論）と考えるとその構成のコツが、また序論から結論までと考えると論文全体の構成のコツがよくわかります。パラグラフをロジカルに書くためにはどのような道標が必要かを、同書では以下のように分類して紹介しています。

　①帰結：したがって、その結果
　②理由：なぜなら
　③逆接：一方
　④強調：とくに
　⑤追加：それに加えて
　⑥仮定：仮に～だとしたら
　⑦目的：これを達成するために
　⑧類似・相違：同様に
　⑨例証：たとえば
　⑩要約：すなわち
　⑪列挙：まず、次に、さらに、最後に

　日本語では、英語と比較して、「また」「そして」「その結果」「したがって」など、ごく限られたいくつかの道標を不用意に多用する傾向があるように思

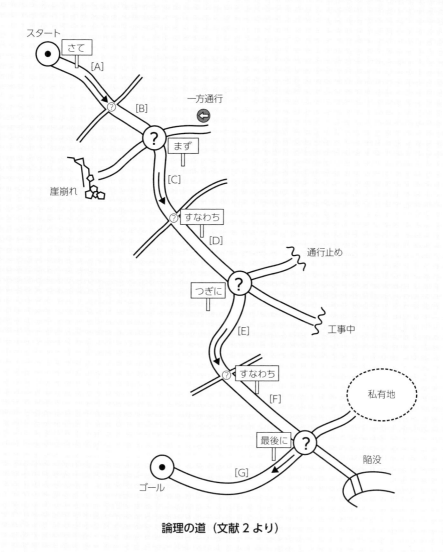

論理の道（文献2より）

います。私たち日本人が読むうえでは、何となく正しく理解されて誤解を生じる可能性は低いのですが、そのまま英語に翻訳したのでは、意図した標識として適切に機能せず、読者は道に迷ってしまうかもしれません。注意が必要です。

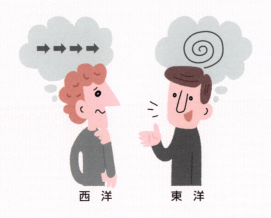

　ここで思い出すのが、よく引用されるアメリカの応用言語学者 Robert B. Kaplan が指摘した西洋と東洋の思考パターンの違いです。前者は直線的に思考を追うのに対して、後者は円を描きながら核心部分に近づくというものです。この比較は、日本語と英語の論理構成の違いを端的に指摘しています。日本人のなかなか結論に辿り着かない論理展開が西洋人には渦巻状に感じられているのでしょう。英米人が我々東洋人の論理展開をこのように感じていることを知ることはとても重要です。

　以上のように、英文を書くときには、思考の通路の分岐点で適切な道標を立てて論理の道筋を示し、ロジックの流れの理解を助け、読者がゴールを見失わないようにする必要があります。人混みの中では子どもの手をしっかり引いて離さない感覚です。私にはこの点が意外に疎かにされているように思えます。日本人同士では何となく理解される文章も、適切な道標が示されなければ、英米人にとっては論理が飛躍しているように感じられることもありうるので要注意です。

〈引用・参考文献〉
1) 杉原厚吉. 理科系のための英文作法：文章をなめらかにつなぐ四つの法則. 東京, 中央公論新社, 1994, 184p.
2) 杉原厚吉. どう書くか：理科系のための論文作法. 東京, 共立出版, 2001, 162p.

第**2**章

論文に頻出する
キーフレーズ 86

日本語的発想を解き放ち
英語キーフレーズをマスターする

　第 1 章では、日本語と英語の発想の溝を埋めるためにマスターしておきたい『基本動詞 50』を紹介しました。本章では、日本語的発想にとらわれてそのまま訳しても英語らしい英語になりにくい、しかし英語で論文を書く際には欠かせない『論文頻出キーフレーズ』を、日本語的発想を視点にして紹介します。これらは医学論文に頻出する重要表現ですが、ここでも『基本動詞 50』と同様に、定着した日本語的発想がネックになっています。まずはロックを外して、定着した訳語をいったんリセットすることが必要です。

　紹介するのはわずか 86 種類の表現です。それらをテーマ別に整理しました。もちろんほかにも重要な表現はあると思いますが、ここに掲載した例は、私が毎日医学論文を翻訳しながら自作の英語表現ノート『私家版 医学英語論文表現集』に書き留めたなかから厳選したものです。どれも日本語的発想では思い浮かばない表現です。

　第 1 章と同様に、通常の表現集にありがちな表現や先生方がすでにご存じと思われる表現を扱うことは極力避けています。英語論文を読んでいるときに目にしているはずなのに、いざ英語で論文を書こうとすると思い出せないという表現を中心に集めました。「そうそう、それを英語でどう表現するのかを知りたかった」と、多くの先生方に思っていただける表現です。

　たとえば、「経過は良好」「外来」「可能である」「奏効する」「文献的考察」「適応がある」などは一見簡単そうですが、どのように英訳すればよいのか、手元の表現集を見てもわからなかった経験はありませんか？　このような論文作成の実践に役立つ『お宝表現集』を中心に紹介します。

86

定型表現

　最初は定型表現です。かならずと言ってよいほど医学論文に出てくるおなじみの表現です。頻繁に使用されるわりにはあまり日本語訳が思い浮かばない、または辞書を頼りにそのまま直訳できないような表現を選びました。

01 ≫ 注目を集めている

　序論で頻出する「注目を集める」は、<receive attention> よりも <attract attention> を使うことが多いようです。

In recent years, Helicobacter pylori infection has been attracting attention for its relation with gastric cancers.
(近年、ヘリコバクターピロリ感染と胃癌との関係が注目を集めている)

Babesiosis is not only one of the most important parasitic diseases in the veterinary field but also has attracted attention as a zoonotic disease.
(バベシア症は獣医学領域で非常に重要な感染症であるだけでなく、人獣共通感染症としても注目されている)

02 ≫ 解明されていない

　英語論文に頻出する「解明されていない」は、<remain> を使って表現するのがもっとも一般的です。

The precise etiology of hearing loss of new-born babies remains to be explained.
（新生児の難聴の原因はまだ解明されていない）

It remains to be clarified whether such antibodies bind and neutralize cytomegalovirus.
（これらの抗体が結合してサイトメガロウイルスを中和しているのかどうか、まだ解明されていない）

> <remain> はこのほかにも <to be shown> や <to be identified> などを伴って頻出します。

03 ≫ あきらかになる

　さまざまな英語表現が可能ですが、医学論文では <reveal> や <identify> が使用されることが多いように思います。

The findings in our study revealed a remarkable reduction of mortality in the treatment group.

(研究の結果、治療群の死亡率が顕著に減少していることがあきらかになった)

Several studies in community-dwelling older adults have identified an association between high body mass index and an increased risk of all cause-mortality.

(地域社会に暮らす高齢者を対象に多くの研究が行われ、BMI が高くなると全死因死亡率が増加することがあきらかになった)

This fact was illustrated in an observational study of 1766 patients with diabetes.

(この事実は、1,766 人の糖尿病患者を対象に行った観察的研究であきらかになった)

04 ≫ 文献的考察

頻出する慣用句です。日本語と同様に英語にも決まった表現があります。

Hemorrhagic fever is rarely reported in the literature. In this study, we report our experience of a 45-year-old female patient who developed hemorrhagic fever, with some literature reviews.

(出血熱の報告はまれである。今回我々は、出血熱を発症した 45 歳の女性患者を経験したので、若干の文献的考察を加え報告する)

05 ⋙ ～の急速な発達に伴い

With the rapid growth of rehabilitation medicine, there is an urgent need to educate health professionals in clinical practice.
（リハビリテーション医学の急速な発達に伴い、現場の医療従事者を早急に教育する必要が生じている）

With the rapid development of medical technology, health management of patients has become even more challenging than ever.
（医療技術の急速な発達に伴い、患者の健康管理はこれまでになくむずかしくなっている）

⋙ 「社会の高齢化に伴って」は、<With the aging of the society/population> と表現するのが一般的です。<Secondary to the aging of the population, ～ > という表現もあります。

06 ⋙ 散見される

「散見」は日本語原稿によく登場しますが、定訳がなく悩ましい表現です。

Since the mid-1980's, reports on HP lesions associated with neoplastic changes have become more common.
（1980年代半ばより、腫瘍性変化を伴った過形成性ポリープの報告が散見されるようになった）

The characteristic endoscopic findings of these HPs are that they generally present with pale colors and the boundaries with the surrounding mucosa are occasionally obscure.

(これら HP の内視鏡的特徴所見は、一般的に白色調を呈し、周囲粘膜との境界が不明瞭な場合も散見される)

07 ⋙ 臨床の現場

すでにご存じとは思いますが、超頻出重要語句ですので紹介します。

Cisplatin is an injectable anticancer agent used in clinical practice frequently.

(シスプラチンは臨床の現場で頻繁に使用される注射用抗癌薬である)

Careful attention must be paid to the patient's medical history when applying it in clinical practice.

(臨床の現場で使用する際は、患者の病歴に細心の注意を払う必要がある)

08 ⋙ 〜を主体とする

Histopathological examination revealed that the tumor was a malignant lymphoma that was mainly composed of fibrous tissues.

(組織病理学的検査の結果、腫瘍は線維組織を主体にした悪性リンパ腫であることがわかった)

If mild vasodilatation is observed, it is often the case that it is an intra epithelial mucosal lesion mainly consisting of tubular adenoma.

(軽度の血管拡張がみられる場合は、腺腫主体の粘膜内病変が多い)

09 ▷ 鑑別として

Porphyric neuropathy should be considered as a differential diagnosis in patients presenting with acute neuropathy.

(急性ニューロパチーを発症している患者には、ポルフィリン症性ニューロパチーを鑑別に挙げるべきである)

Although this is a fairly rare disease, differential diagnosis through comprehensive evaluation of medical history and imaging findings should be considered.

(きわめてまれな疾患ではあるが、病歴と画像所見を総合的に加味して鑑別に挙げる必要がある)

10 ▷ 〜を主訴に

「主訴」は症例報告で頻出する重要表現です。日本語と同様、決まった表現があります。

The patient was a 50-year-old man who was referred to our hospital with a chief complaint of difficulty in breathing for the past 2 days.

（症例は 50 歳の男性。この 2 日間の呼吸困難を主訴に当院に紹介された）

The patient came to our hospital with a chief complaint of worm discharge in his stool.

（患者は排便時の虫体排出を主訴に来院した）

::: 「排便時」は＜〜 in his stool ＞を使って表現します。

11 ≫ 難渋した

　「難渋した」もたびたび登場します。定着した対訳はないようですが、
＜have difficulty in ＞のほかに＜refractory ＞も使えます。

In this study, we report a case of a 60-year-old patient with esophageal varices who had difficulty in hemostasis.

（本研究では、止血に難渋した 60 歳の食道静脈瘤患者を経験したので報告する）

This phase II study examined the safety and tolerability of brentuximab in patients with Hodgkin lymphoma that was refractory after induction therapy.

（今回の第 2 相研究では、導入療法後に治療に難渋したホジキンリンパ腫患者のブレンツキシマブに対する安全性と忍容性を調査した）

第2章　論文に頻出するキーフレーズ86

以下はタイトルに「難渋」を含む、実際に発表されていた論文です。

A Case of Refractory Recurrent Osteosarcoma of Maxilla
（治療に難渋した再発性顎骨肉腫の 1 例）
A Case of Pulmonary Aspergilloma with Difficulty in Surgical Treatment
（外科的治療に難渋した肺アスペルギローマの 1 例）

12 経過は良好

症例報告に頻出する表現です。ポイントは <uneventful> を使うことです。

He had an uneventful postoperative course during his hospital stay and had no recurrence after discharge.
（患者の入院中の経過は良好であり、退院後も再発はなかった）

The patient followed an uneventful course without developing any complications.
（患者は合併症等を来すことなく良好な経過をたどった）

13 通院中

「通院」は日本語のように端的な表現がありません。

A total of 95 type II diabetes patients undergoing outpatient treatment at our hospital were enrolled in the study.

（本試験には、当院外来に通院中の 2 型糖尿病患者 95 人が登録された）

The patient was seeing his doctor regularly at a local hospital for the treatment of hyperlipidemia and hypertension.

（患者は脂質異常症と高血圧症の治療で近医に通院中であった）

14 ≫ 外　来

A 65-year-old man with severe lower abdominal pain came to our outpatient department.

（激しい下腹部痛を訴える 65 歳の男性が当科外来を受診した）

Drugs were given on day 1 of each 21-day cycle and were infused over 60 min in an outpatient setting.

（21 日を 1 サイクルとしてその第 1 日目に外来診療で 60 分間投与が行われた）

The patient was followed-up as an outpatient and continued to receive chemotherapy.

（患者は外来で化学療法を受けながら経過観察を行った）

15 ≫ 精査加療

　症例報告に頻出しています。日本語と発想が同じなのですが、意外にむずかしい表現です。

The patient was referred to our department for further examination and treatment.

(患者は精査加療を目的に当科に紹介された)

> <be referred to our department> は「当科に紹介された」を意味する慣用的表現です。

16 ⋙ 仮説を検証するために

To test this hypothesis, we decided to firstly compare Zn mobilization and retranslocation in Zn-sufficient vs. N-deficient wheat plants.

(この仮説を検証するために、我々はまず亜鉛を十分に供給した小麦と窒素を欠乏させた小麦における亜鉛の動員と再転流を比較することにした)

17 ⋙ 我々の知る限り

序論でほかの研究の現状に言及するときに頻出する表現です。

To the best of our knowledge, limited data exist to recommend interventions for older adults with cancer who lack family support.

(我々の知る限り、家族の支援を受けられない高齢癌患者への介入を勧めるようなデータはほとんど存在しない)

∷「渉猟し得た限り」という表現を見ることがありますが、これも前述の表現で対応可能です。

18 ∷ ～を呈しているのが特徴である

　英語では「～を特徴的に呈している」と、品詞を変換している点に注目しましょう。使用頻度の高い表現です。

HPs characteristically present with primarily asteroid-shaped pits on magnifying endoscopy.
（拡大内視鏡所見ではおもに星芒状の形態を呈するのが過形成ポリープの特徴である）

19 ∷ 賛否両論、意見が分かれている

　見解が統一されていないときには ＜controversial＞ を使います。

It remains controversial whether SRT combined with WBRT should be discontinued in an attempt to reduce the risk of neurocognitive impairment.
（神経認知機能障害のリスクを軽減するために、SRT と WBRT の併用を中止するべきかどうかには賛否両論がある）

The lack of overall survival data led to controversy about the therapeutic indication.

（全生存に関するデータが不足していたため、治療上の適応については意見が分かれた）

20 インフォームド・コンセントを得た

倫理的配慮の定型表現です。

The Institutional Review Board at each site approved the study protocol. Written informed consent was obtained from all patients before enrolment.

（治験実施計画書は各研究施設の倫理委員会によって承認された。すべての患者から登録前に書面によるインフォームド・コンセントを得た）

21 ヘルシンキ宣言に従って

これも倫理的配慮の定型表現です。

Study procedures were carried out in accordance with the Declaration of Helsinki and the Good Clinical Practice guidelines.

（研究の各手順はヘルシンキ宣言と臨床試験実施基準に則って実施された）

22 ▷ 適応がある

定訳はありませんが、<indicate> を用いて表現することが多いようです。

However, when indicated, pharmacotherapy including combination therapy should be recommended for each patient.

(しかし適応があれば、併用療法を含めた薬物療法を各患者に推奨すべきである)

Cisplatin is a platinum-based drug that is indicated for the first-line treatment of patients with advanced gastric cancer.

(シスプラチンは進行性胃癌患者の一次治療に適応が認められた白金製剤である)

Because of its pain-inhibitory effect and fracture-healing effect, it might be suitable for patients with severe back pain and osteoporosis.

(疼痛抑制効果や骨折治癒効果があるため、重度の背部痛や骨粗鬆症患者はよい適応であろう)

Frail elderly patients with dementia are not candidates for chemotherapy for the treatment of cancer.

(認知症を発症している高齢フレイル患者は、癌治療のための化学療法に適応がない)

23 >> 忍容性が高い

The regimen was generally well tolerated with few adverse events including neutropenia, rash, and hyperuricemia.

（レジメンの忍容性は概ね良好で、好中球減少、発疹、高尿酸血症などの有害事象はほとんどなかった）

All the patients were well tolerated to the study drug without serious adverse events.

（すべての患者が試験薬に対して高い忍容性を示し、重度の副作用を発症することもなかった）

主張・意見・判断

24 >> 問題である

Glycemic control remains a challenge in patients with type I diabetes and is associated with high risk of complications.

（1 型糖尿病患者の血糖値管理は合併症のリスクを伴う大きな問題である）

For many children, dental caries remains a major problem that must be addressed for child oral health.

(齲蝕は小児の口腔衛生を維持するために解決しなければならない大きな問題である)

It is problematic that many caregivers have unrealistic expectations for the prognosis of their patients.

(多くの介護者が患者の予後に非現実的な期待を抱いているのは問題である)

25 ≫ ～と考えられる

「考えられる」の英語表現として <be considered ～> や <be thought ～> を発想しがちですが、そのほかにも多彩な表現があります。以下にそのいくつかを紹介します。

It is conceivable that smoking is not only associated with the development of lung cancer but can also contribute to heart disease.

(喫煙は肺癌と密接な関連を有しているだけでなく、心臓病をひき起こすこともあると考えられている)

≫ <It is conceivable that ～> は非常に使用頻度の高い表現です。日本語の「～と考えられる」にもっとも近い英語表現ではないかと思います。

This result is accounted for in part by an increased rate of intraoperative bowel injury in laparoscopic colectomy.

(腹腔鏡下大腸切除時の腸損傷率が上昇したことも原因の一つと考えられる)

:::・ 原因に言及するときの表現ですが、「考えられる」にとらわれると発想できません。

It has been implicated that aluminum is involved in the etiology of neurodegenerative disorders such as Alzheimer's disease, though this still remains controversial.

(アルツハイマー病のような神経変性疾患の原因にアルミニウムが関与しているのではないかと考えられてきたが、見解の一致には至っていない)

In this patient group, high prevalence of lifestyle-related disease is thought to explain the increased risk of mortality.

(この患者群では、生活習慣病の罹患率が高いことで死亡率が高くなっていると考えられる)

Hypothalamus has long been suspected to play a prominent role in migraine pathophysiology.

(視床下部は片頭痛の病態生理に重要な役割を果たしているのではないかと長年にわたって考えられてきた)

26 ≫ 我々は〜と考える

「考える」には <It is our belief that> という表現もあります。説得力のある表現だと思います。

102

It is our firm belief that all of our medical staff must develop knowledge and skills that will enable us to act as a real professional team.

(我々が本当のプロフェッショナルとして活躍できるためには、医療スタッフ全員が知識と技術を向上させなければならないと考えている)

類似表現の「一般的には〜と考えられている」は、<It is a general belief that 〜 >と表現できます。

27 ▷ 〜であることがわかった

<has been shown to>は医学論文では重要な表現です。「〜が示された、〜であることがわかった」という文脈で頻出しています。

Statins **have been shown to** decrease cardiovascular risk in patients with hypertension and type II diabetes mellitus.

(スタチンは、高血圧患者や2型糖尿病患者の心血管系のリスクを軽減することがわかった)

The newly developed method **has been shown to** provide personalized reasonable risk estimates that facilitate making cancer-related decisions.

(その新しい方法を用いれば、一人ひとりに合ったリスク値の予測が可能となり、癌治療上の判断が行いやすくなることがわかっている)

Neither age nor obesity **was found to be** a factor to restrict the use of the anti-EGFR antibody.

(年齢も肥満も抗 EGFR 抗体の使用を制限する因子ではないことが判明した)

28 ≫ 概説する

論文の序論で頻繁に使用される表現です。

In this study, we will provide an overview of the basics of endoscopic imaging and its usefulness, as well as the actual findings of SM-Ca by endoscopy.

（本稿では、内視鏡観察の基本とその有用性、および SM-Ca の実際の内視鏡所見について概説する）

29 ≫ 報告する

<uncover> は「発見する」という意味ですが、日本語の「報告する」に近いニュアンスでも頻繁に使われています。

In this study, Yamada et al. uncovered a significant endoscopic finding of an invasive lesion observed in the following patient groups.

（この研究で山田らは、以下の患者群に観察された浸潤性疾患の重要な内視鏡所見を報告している）

30 ≫ ～を評価する

　英文は何を主語に立てるかが非常に重要です。評価の対象を主語にして強調したいときは、述語動詞を受動態にして使います。

Seventy patients with refractory HD were evaluated for PFS and OS, with a median follow-up of 10 years.
（70 人の難治性ホジキンリンパ腫患者の PFS と OS について、中央値 10 年間の経過観察を行って評価した）

31 ≫ **あまり研究されていない**

　先行研究について言及するときに使えます。<be poorly documented>は日本語の発想にはありませんが頻出する表現です。

How these factors correlate with each other, especially on an hour-to-hour basis and postprandially, is poorly documented.
（これらの要因が 1 時間ごとに、また毎食後にどのように相互に関係し合うのか、あまり研究されていない）

105

32 ⇨ ～に着目した

序論で頻出する重要な表現です。

In this study, we also turned our attention to the role of the community-dwelling caregivers.
（本研究で我々は、地域在住の医療介護者の役割にも着目した）

In particular, we focused on patients complicated with metabolic syndrome in this study.
（今回の研究では、とくにメタボリック症候群を合併している患者に着目した）

In this study, we specifically looked at carpal tunnel syndrome of a patient with rheumatoid arthritis.
（本研究では、とくに関節リウマチ患者の手根管症候群に着目した）

33 ⇨ 注目に値する

頻出する表現であり、英語表現も豊かです。

Of note, ～ .
Notably, ～ .
It is of note that ～ .
It was also notable that ～ .

It is also noteworthy that ~ .
It must be emphasized that ~ .
It should be noted that ~ .
It should also be mentioned that ~ .
It is also important to note that ~ .
It is worth noting that ~ .
It is worth mentioning that ~ .

34 ≫ ～と解釈される

<interpret> の受動態や名詞の <interpretation> を使います。日本語の発想と英語の発想が一致している表現です。

Because no erosions or ulcers were noted clinically, an interpretation was made that it was a traumatic removal of a crust.

（臨床的には糜爛や潰瘍は観察されなかったので、これは痂皮が外傷により剥がれたためと解釈された）

35 ≫ ～という点で異なる / 一致する

Our study differs from many others in that we focused on the role of the unusual structure of this gene.

（我々の研究は、この異常な遺伝子構造の役割に着目したという点においてほかの研究と異なる）

107

Our outcomes are in line with the previous studies which found that ORR and PFS achieved at 6 months were 12.3% and 45.6%, respectively.

(我々の研究結果は、6ヵ月目のORRとPFSがそれぞれ12.3%と45.6%であったとする過去の研究結果と一致する)

36 ≫ 重要なことは

　論文では＜It is important～＞よりも、端的に＜Importantly,～＞とすることが少なくありません。

Importantly, median PPS for 1990-2000 and >2000 did not change significantly for the five transplant centers.

(重要なことは、5ヵ所の移植施設で、1990～2000年のPPSと2000年以降のPPSの中央値に有意差がなかったことである)

原因・理由

　原因や理由に言及する表現は多いですが、なかでもとくに重要と思われるものを紹介します。

37 ≫ だから～なのであろう

＜主語＋ explain why＞ を使って表現できます。

This explains why most other studies could not find an association between mode of delivery and post-partum depression.
（このような理由から、ほかの多くの研究が出産様式と産後鬱病とのあいだに関連性を発見できないのである）

This may explain why the beneficial action of prednisolone was conspicuous only in the patients with Hunt and Hess grade III.
（だからプレドニゾロンの有益な作用がハント・ヘス分類Ⅲの患者だけに顕著にみられたのであろう）

38 ≫ ～であるのは～が原因であろう

＜could be explained by＞ も超頻出の重要フレーズです。

This could be explained by the fact that greater BMI requires larger amount of radiation dose to ensure the X-ray fluoroscopic image.
（その理由として、BMI が大きければ透視画像を得るために十分な線量が必要になるからだと考えられた）

In part, it could be explained why breast cancer displays a propensity for early onset of brain metastasis in a higher number of patients.

(多くの患者に乳癌が早期に脳転移する傾向が見られるのは、これが一因であろう)

39 ～が原因かもしれない

原因に言及する場合は、ほかにも <be due to>、<be responsible for>、<be attributed to> などを使って表現できます。

A trend toward increasing incidence of prostate cancer might be due to gradual implementation of PSA screening and improved biopsy techniques.

(前立腺癌の発生率が上昇傾向にあるのは、PSA スクリーニングの実施が増えつつあること、また生検の技術が向上したことによるものであろう)

Evidence of our study indicated that certain genes may be responsible for breast cancer metastasis to brain.

(本研究で得られたエビデンスから、ある種の遺伝子が乳癌の脳転移の原因である可能性が示唆された)

The reason of the high incidence rate can be attributed to the fact that the study group only included men with BMI greater than 30 kg/m^2.

(発生率が高かったのは、研究群には BMI が 30 kg/m^2 を超える男性だけが含まれていたためと考えられる)

This can be accounted for in part by an increased rate of in-
traoperative bleeding.

(これはおそらく術中の出血率の上昇が一因であろう)

40 ～に起因する

The purpose of this study was to comparatively analyze the
clinical features of maternal death due to pregnancy-induced
hypertension.

(本研究の目的は、妊娠高血圧症候群に起因する妊産婦死亡の臨床的特徴を比較分析する
ことであった)

Dental caries is a multifactorial disease that results from vari-
ous factors, including age, dietary habits, and oral hygiene
level.

(齲蝕は年齢、食習慣、口腔衛生状態などのさまざまな要因に起因する多因子疾患である)

Hypertension induced by anti-VEGF agents can be a predic-
tive factor of oncologic response.

(抗 VEGF 薬剤に起因する高血圧は腫瘍反応の予測因子となる可能性がある)

111

41 ▷ 原因不明の

Chronic kidney disease of unknown etiology was observed in some parts of China.
(原因不明の慢性腎臓病が中国のある地域で観察された)

Cancer occurs when, for unknown reasons, cells become abnormal and grow out of control.
(細胞の原因不明の異常増殖が癌である)

42 ▷ はっきりとした原因

「原因」を修飾する「はっきりとした」や「あきらかな」という形容詞としては、<exact> が相応しいと思います。

However, the exact cause of this rare syndrome remains unknown.
(しかし、このまれな症候群のはっきりとした原因はまだわかっていない)

▷ <remain unknown> も頻出重要語句です。

結果・効果

43 ▷ その結果

　英語で結果を表す表現はとても豊かです。<as a result>もその一つですが、これは強い因果関係、すなわち原因があってその当然の帰結としての結果が存在する場合に使用します。日本語の「その結果」はもっと広い意味で使用されていますので、状況に応じて適切な英語表現を選択する必要があります。

The results showed that blood glucose levels were significantly higher in patients with non-alcoholic steatohepatitis than in healthy controls.

（その結果、非アルコール性脂肪性肝炎患者の血糖値は、健常者に比べて有意に高いことがわかった）

Taken all together, ABC is presumed to be able to serve as a marker to identify individuals who will be at high risk of developing schizophrenia.

（これらの結果から、ABC は統合失調症の発症リスクの高い患者を同定するマーカーとして有用であると考えられる）

▷▷ 「役に立つ」の <serve as> も頻出重要語句です。

第2章　論文に頻出するキーフレーズ86

113

Without appropriate management, hypertension causes severe maternal and fetal damage, resulting in stillbirth as well as maternal death.

（高血圧は適切な管理を怠れば母体と胎児に重度のダメージを与え、その結果、死産や妊産婦死亡をひき起こす）

The multiple linear regression analysis showed a significant association between age and job satisfaction level.

（重回帰分析の結果、年齢と仕事満足度とのあいだには有意な関連性があることが示された）

44 ▷ 示唆される

　日本語では受動態で表現されますが、英語では能動態で表現されることが多いです。より確実性が高くなると <indicate> が使われます。

These findings suggest DEF has the potential to be an innovative treatment for patients with refractory Meniere's disease.

（これらの研究結果から、DEF が難治性メニエール病患者の新しい治療法となる可能性を秘めていることが示唆される）

Genetic mutation is indicated to be involved in breast carcinogenesis.

（遺伝子変異が乳癌発症に関与していることが示唆される）

45 ≫ 結果的に〜に至る

「結果的に〜に至る」の文脈で <result in> が頻出しています。

Sorafenib administered as the third-line treatment resulted in no CR, whereas everolimus as the third-line treatment resulted in one PR.

（三次治療として投与したソラフェニブでは CR 症例はなく、エベロリムスでは 1 例の PR 症例があった）

This kind of inflammatory response has been shown to result in activation of neutrophils.

（この種の炎症反応は好中球の活性化をひき起こすことがわかっている）

Please follow the instructions below carefully, as failure to do so will result in you not being enrolled in the study.

（次の指示によく従ってください。これを怠ると試験に登録されません）

46 ≫ ひき起こす

　同じく「至る」のニュアンスですが、<lead to> で表現することも多いです。

Inaccuracies in impression-taking can lead to several compounding problems in the subsequent steps, and margin inaccuracy can lead to the accumulation of dental plaque.

（印象採得が不正確であればその後の段階で問題が複雑化する可能性があり、またマージンフィットが悪ければ歯垢蓄積の原因になりうる）

In this patient group, hypertension may lead to an increased incidence of trastuzumab-related cardiomyopathy.

（この患者群では、高血圧がトラスツズマブ関連の心筋症の発生率を押し上げている可能性がある）

原稿の日本語の表現に頼りすぎると、<lead to> を発想することはできません。

47 ～が原因の

<cause> を受動態で使った例です。

During the 2 months of study period, some of the patients who experienced recurrence of wound that was probably caused by walking were lost to follow-up.

（2ヵ間の調査期間中に、歩行が原因と思われる創傷が再燃した患者数名が経過観察不能となった）

「発症する」というニュアンスの <experience> も重要な動詞です。また、何らかの理由で患者の追跡が不能になる状況を <be lost to follow-up> と表現します。

A characteristic finding suggestive of SM-Ca observed by conventional imaging is the extension of the bowel lumen caused by inflated air.

（通常の画像検査による SM-Ca の特徴的所見は、送気による管腔の伸展である）

48 ≫ 〜に至る

　<contribute to> は「貢献する」という意味ですが、「結果的に〜に至った」状況を表現します。

Decreased platelet count may contribute to the high mortality due to intracerebral hemorrhage associated with HEP syndrome.

（血小板数が減少すると、HEP 症候群を伴う脳内出血による死亡率が高くなる可能性がある）

The extensive chemotherapy performed on several body parts is very likely to have contributed to the excess deaths.

（化学療法を広範囲に行ったことが多くの死亡につながったと思われる）

49 ≫ 奏効する

Eighty-five of the 100 patients responded to the new treatment, resulting in an 80% overall response rate.

（100人中85人の患者に新しい治療が奏効を示し、全奏効率は80％であった）

⫶⫶ 分詞構文 <resulting in> で二つの文を上手につないでいる点にも注目してください。

Naoruzumab therapy should be considered for patients who fail to respond to this agent.

（本剤が奏効しない患者にはナオルズマブによる治療を検討すべきである）

50 ≫ 得られる

<provide> を使って表現することが可能です。

This present study has provided a large amount of data regarding epidemiology and demographics.

（本研究から、疫学的知見と患者背景に関連する多くのデータが得られた）

Fixed restoration provides favorable conditions for the preservation of oral health and function.

（固定式補綴を用いれば、口腔の衛生と機能の維持に好ましい状況が得られる）

51 ▷ 効果を発揮する

＜show＞ や ＜exert＞ などの動詞で表現が可能です。

Naoruzumab has shown great promise in the treatment of patients with acute leukemia.

（ナオルズマブは急性白血病患者の治療に大きな効果を発揮した）

The mechanism as to how the new drug exerts beneficial effects on the endothelial function remains to be clarified.

（新薬が内皮機能にどのような効果を発揮するか、そのメカニズムはまだ解明されていない）

▷ 「まだ解明されていない」を ＜remain to be clarified＞ で表現しています。

52 ▷ 個人差がある

＜vary＞ や ＜variable＞ を使って表現します。

119

Treatment strategy of chemotherapy is variable within individuals.

（化学療法を用いた治療戦略には個人差がある）

The morbidity and mortality due to acute respiratory infections vary between countries.

（急性呼吸器感染症の罹患率と死亡率には国によって差がある）

With increasing age, physiologic reserve decreases; the pace of this decline varies from patient to patient.

（加齢に伴い生理的予備力が低下する。しかしこの低下の速度には個人差がある）

発症・治癒

---

53 ▷ 治癒する

The majority of patients with Hodgkin's lymphoma can be cured with radiation therapy.

（ホジキン病患者の多くが放射線療法で治癒する）

The goal of this intervention is to prevent the friction caused by flexor tendon movement until the inflammation resolves.

（本介入の目的は、炎症が治まるまで屈筋腱の動きで生じる摩擦を防ぐことである）

54 ▷ 発症する

「発症する」は <develop>、<cause>、<experience>、<occur> などを使って表現することが可能です。

Asthma can develop at any age for anyone, regardless of gender or their life style.

(喘息は性別や生活習慣にかかわらず、誰でもいくつになっても発症する可能性がある)

Most patients with PAH who died had experienced initial symptoms in a hospital, but maternal transport was required due to the lack of medical resources.

(死亡した PAH 患者のほとんどが病院で初期症状を呈していたが、医療設備不足のため他施設への母体搬送を要した)

The peak age at onset of rheumatoid arthritis tends to be earlier in women than men in any country.

(関節リウマチをもっとも発症しやすい年齢は、どこの国でも男性よりも女性が若い傾向にある)

▷ 「もっとも発症しやすい年齢」を関係詞節を使わずに <the peak age at onset> という名詞句で表現しています。

In a study evaluating 50 families with women affected by breast cancer, 40% of the breast cancers occurred before age 35 and none of the breast cancers occurred after age 60.

(乳癌を発症している女性がいる家庭 50 世帯を調査した結果、患者の 40％が 35 歳以前に発症しており、60 歳以降に発症した例はなかった)

121

55 ▷ 呈する

<present> で表現します。かならず <with> を伴います。

During this study period, 4 out of the 50 patients presented with swallowing-induced tachyarrhythmia.

（本研究期間中に、50 人中 4 人の患者が嚥下性頻拍を呈していた）

Most of the patients with peripheral neuropathy presented with sensory findings, such as numbness or tingling in the hands or feet.

（ほとんどの末梢神経障害患者が、手足にしびれやヒリヒリ感などの感覚所見を呈していた）

A 70-year-old man came to our hospital because he presented with sudden nausea and stomachache in the evening.

（70 歳男性。夕方に突然の嘔気、腹痛が出現したため来院した）

56 ▷ 罹患している

Depression is a common but often overlooked disease in the postpartum period that affects approximately 8% of women who gave birth.

（鬱病は一般的な疾患であるが、産後においては見すごされがちであり、出産を経験した女性の約 8%が罹患している）

Suitable abutments for RPDs can be provided even when the remaining teeth are periodontally compromised.

（残存歯が歯周病に罹患している場合でも、それぞれの RPD に適したアバットメントの装着が可能である）

<can be provided> の使いかたにも注目してください。

RA is a systemic autoimmune inflammatory disease affecting approximately 1 to 2% of the worldwide population.

（関節リウマチは全身性の自己免疫性炎症疾患であり、世界中の 1 〜 2％の人が罹患している）

57 ≫ 疑われる

When the vasodilatation becomes pronounced and an irregular surface pattern appears, SM-Ca is suspected rather than intramucosal cancer.

（血管拡張が著明になり不規則な表面模様が出現した場合は、粘膜内癌よりも SM-Ca が疑われる）

A 57-year-old woman was found on routine ophthalmoscopic examination to have a lesion that was suggestive of a malignant melanoma.

（定期眼科検診で 57 歳の女性に悪性黒色腫が疑われる病変が見つかった）

可能性・関連性

58 ▷ 可能性が高い

「可能性が高い」の英語表現は多彩で豊かです。<can> や <possible> を使わずにさまざまな表現が可能です。

An irregular, spiculated margin was highly suggestive of a malignant lesion.

(辺縁不整でスピキュラを伴っていることから、悪性の病変である可能性が高かった)

There is a great chance of M1 receptors being blocked by this agent.

(M1 受容体が本剤によって阻害されている可能性が高い)

Triple-negative patients are more likely to present with brain metastasis.

(トリプルネガティブの患者は脳転移する可能性が高い)

The interruption of ABC is highly likely to contribute to the improvement of the patient's health status.

(ABC を遮断することで患者の健康状態が改善する可能性は高い)

A particular gene mutation may potentially increase the likelihood of developing gastric cancer in this group.

(この患者群では、ある特定の遺伝子変異が胃癌発症のリスクを高めている可能性がある)

59 ▷ 可能である

そのほかの「可能性」に言及するいろいろな表現です。

The use of endoscope has allowed dentists to improve the quality of examination.

(歯科医は内視鏡を使用することで検査の質を上げることが可能になった)

Placing the guide sheath in the target lesion properly will enable you to perform precise collection of specimens.

(ガイドシースを病変に正しく留置することで、正確なサンプル採取が可能になる)

このほかにも以下のような英語表現があります。

Another possibility could be ～ .（～ということも考えられる）

A possible explanation is that ～ .（～という説明が可能だ）

～ could be one possible explanation.（～という説明も可能だ）

～ , suggesting a possibility that ～ .（つまり～という可能性もある）

60 ～という説明が可能である

　<may help to explain> は使用頻度の高い表現で、原因や理由の可能性に言及するときの表現です。

The patients' average age, which was 80 years old, may also help to explain the high rate of cardiovascular mortality in this group.
（80歳という平均年齢もこの患者群の心血管死亡率が高かった原因かもしれない）

The higher vaccination rate in Japan may help to explain the statistically significant decrease in incidence of polio.
（ポリオの発生率が統計学的に有意に減少しているのは、日本ではワクチンの接種率が高いからかもしれない）

61 関連している

　はっきりとした因果関係は確立されていないものの、関連しているのは事実だと思われるときに <be associated with> を使います。

The use of this drug was associated with a low overall morbidity and mortality when applied to an appropriate patient population.
（本剤は、適切な患者群に使用すると死亡率と罹患率が全体的に低下した）

Excessive intake of alcohol for a long period of time is probably associated with an increased risk of cardiovascular disease.

（長期間にわたる過度の飲酒が心血管疾患リスクの上昇に関連していると思われる）

有無・状況・比較

62 ▶ あ　る

<include> は多くの日本語表現に対応していますが、<include> で「ある」を表現することも可能です。

Standard second-line therapies for these patients include combination chemotherapy regimens such as ICE, DHAP, or GDP.

（これらの患者の標準的な二次治療としては、ICE、DHAP、GDP などの併用化学療法レジメンがある）

▶ <There is ～ > 構文を使わないことが重要です。

63 ▶ 疾患を伴う

<involve> も多くの日本語表現に対応していますが、「伴う」はその一つです。

Since PIH is a disease involving endothelial cell damage, cerebral ischemia may cause cerebral edema and hemorrhage.

（妊娠高血圧症候群は内皮細胞の損傷を伴うので、脳虚血が脳浮腫や脳出血をひき起こす可能性がある）

64 ➢ 有無にかかわらず

「有無」は＜presence or absence of＞のほかにもいくつかの表現があります。

Patients in the treatment group, with or without a history of severe brain injury, had a significantly poor OS.

（重度の脳損傷の既往の有無にかかわらず、治療群の患者の全生存率は有意に低かった）

Regardless of whether they are treatment-experienced or treatment-naïve, healthy females aged 70 and over can participate in this study.

（治療経験の有無にかかわらず、健康な70歳以上の女性であればこの研究に参加できます）

65 ➢ な　い

＜lack＞を使って表現することが可能です。

Overall, we obtained the same results, although the evidence of efficacy of the treatment under this condition was lacking.

（概ね同等の結果が得られたが、本条件下で治療効果を証明するエビデンスは得られなかった）

Relatively few cases have been reported on the measured values of the normal form of external auditory canals, which are probably due to the lack of a proper measurement method.

（正常な外耳道の計測値を報告した例は比較的少ないが、これはおそらく適切な測定方法がないことが原因であろう）

66 ▷ 疾患が～に広がる

　日本語に引きずられて英語に訳しにくい表現です。「affect」を使うと英語らしくなることがあります。

Spinal epidural hematoma that affects the whole spine is extremely rare.

（全脊椎に広がる脊髄硬膜外血腫は非常にまれである）

Cerebral ischemia affecting the whole brain is commonly seen in elderly people.

（脳全体に広がる脳虚血は高齢者にはよくみられる）

67 ▷ 役立つ、有益である

<aid in> や <serve as> でこのニュアンスを表現することが可能です。

The geriatric assessment may further aid in predicting treatment toxicity and mortality in older cancer patients.

（高齢者機能評価は、高齢癌患者の治療毒性と死亡率の予測にさらに役立つと思われる）

Several of these markers will serve as targets for anticancer agents that are currently in development.

（これらのマーカーのいくつかが、現在開発中の抗癌薬の標的としての役割を果たすことになる）

68 ▷ ～するために

In an effort to elucidate the factors that contributed to this rare disease, we sought to further investigate the gene mutation.

（この奇病発症の要因を解明するために、我々はさらに遺伝子変異の調査に取り組んだ）

▷ <sought to further ～> も頻出する表現です。

Diabetes medicines need to be taken regularly for it to be effective in preventing several complications.

（糖尿病の治療薬は、合併症を予防するためにきちんと服用しなければならない）

For the brain to perform its functions normally, a constant supply of oxygen and nutrients is essential.

（脳が正常に機能するためには、酸素と栄養素の安定した供給が不可欠である）

69 ～のような

「～のような～」は＜such as those＞の後に関係詞節でつなぐと上手に訳せる場合があります。

Some drugs, such as those that are used to increase the blood sugar levels, may contribute to the increased risk of complications.

（血糖値を上げる作用をもつような薬剤のなかには、合併症のリスクを上げるものもある）

Too much intake of poorly balanced foods, such as those that are rich in sugars or animal fats, will eventually impair your organ function.

（糖分や動物性脂肪を多く含むような栄養バランスの悪い食事をとりすぎると、内臓機能に障害を来すことになる）

70 ～と同様に

＜similarly＞を発想しがちですが、関係詞節を使って上手に翻訳できます。

131

Both HP and SS often exhibit dark-green colors under auto fluorescence imaging colonoscopy that are similar to the normal surrounding mucosa.

（自家蛍光内視鏡観察では HP および SS ともに正常周囲粘膜と同様にダークグリーン調を呈する）

When submucosal layer invasion occurs, the blood flow presents with irregularities that are similar to those of common colorectal cancer.

（粘膜下層浸潤を来すと、一般的な大腸癌と同様に血管走行に異常を呈する）

71 ≫ リスクが〜倍高い

「発症リスクが高い」の英語表現は豊かです。そのいくつかを紹介します。

Pregnant women are at a fourfold risk of developing complications compared with non-pregnant women.

（妊娠している女性が合併症を発症するリスクは、妊娠していない女性よりも 4 倍高い）

Patients with metabolic syndrome are 3 times as likely to experience unfavorable adverse events as compared with non-metabolic patients.

（メタボリック症候群の患者は、そうでない患者と比較して有害事象を発症する可能性が 3 倍高い）

This disease affects women twice as often as men in Japan.

（この疾患は、日本では男性よりも女性が 2 倍罹患しやすい）

Women diagnosed with osteoporosis are at as much as a 50% increased risk of developing cardiovascular complications.

（骨粗鬆症と診断された女性は、心血管系の合併症を発症するリスクが50%高い）

Patients who are at an increased risk for depression were excluded from this study.

（鬱を発病するリスクの高い患者は本研究から除外した）

Smoking could increase the likelihood of developing complications.

（喫煙で合併症を発症する可能性が高まる）

Obesity is associated with higher risk of developing several complications.

（肥満によりさまざまな合併症を発症するリスクが高くなる）

Patients with liver dysfunction are predisposed to develop serious infections.

（肝機能障害患者は重度の感染症を発症しやすい）

72 ～という点でほかに類を見ない

<in that> を使って工夫できます。

This study is unique in that it allows participants to share their experience with each other.

（本研究は、参加者がお互いの経験を共有できたという点でほかに類を見ない）

<allow> で「可能」を表現しています。

Our study differs from many others in that it focuses specifically on the physical functions of older persons aged 90 and above.

（我々の研究がほかの研究と異なる点は、90 歳以上の高齢者の身体機能に着目している点である）

73 ～するほど～だ

<the ＋比較級 , the ＋比較級 > を反射的に発想しますが、実際にはさまざまな表現方法があります。

A higher level of loneliness was associated with a more rapid rate of motor function decline.

（孤独感が強くなるほど、運動機能が急激に低下した）

A stronger preference for Caesarean delivery was associated with higher score of anxiety for childbirth.

（帝王切開を強く望むほど、出産に対する不安のスコアは高くなった）

Scores ranged from 1 to 10, with higher values indicating a higher level of health condition.

（スコアには 1 ～ 10 点の幅があり、高い値ほど健康状態がよいことを意味している）

For each additional year of age in men older than 65, the global motor function score declined by 4.0 points on average.

（65 歳以上の男性は、年齢が 1 歳増えるごとに全身運動機能スコアが平均 4 点減少した）

For every 1.0-point increase in BMI in patients aged at 65 and over, there was a 0.5-point increase in the risk of mortality.

(65 歳以上の患者は、BMI が 1 ポイント上がるごとに死亡率が 0.5 ポイント上昇した)

行　動

74 ▷ 分析を行う

　対象を主語にして <conduct> や <perform> を受動態で用いることが多いようです。<On ～ > でも同等の意図が伝わります。

Univariate and multivariate analyses were conducted using a Cox proportional hazards regression model to identify risk factors.

(コックス比例ハザード回帰モデルを用いて単変量解析と多変量解析を行い、危険因子を同定した)

Analysis of covariance adjusted for age and sex was performed to investigate the relationship between A and B.

(年齢と性別で補正した共分散分析を行い、A と B の関連性を調査した)

On multivariate analysis, we found no significant association between the treatment group and the control group.

(多変量解析を行って、治療群とコントロール群のあいだには有意な関連性がないことがわかった)

第2章　論文に頻出するキーフレーズ86

75 ≫ 着手する、取り組む

We sought to determine whether or not Netsusagarine could improve general physical conditions.

（我々はネツサガリンが全身の健康状態を改善するかどうかを特定するための研究に着手した）

Efforts are currently ongoing to determine the ways to reduce the progression of functional decline.

（現在、機能低下の進行を遅らせる方法を特定するための取り組みが進行中である）

We continued to work on the assessment of the safety and efficacy of the newly developed agent.

（我々は引き続きその新薬の安全性と有効性の評価に取り組んだ）

76 ≫ 経過観察を打ち切る

Patients were censored if they were lost to follow-up.

（患者は追跡不能となった時点で経過観察を打ち切られた）

77 >> 病識が乏しい

Patients with scores of 5 or more were defined as having poor insight.

(スコアが 5 以上の患者を病識が乏しいと定義した)

>> 「病識がある」 ことは <good insight> で表現します。

78 >> 裏づけられている

This hypothesis is supported by the lower retranslocation of Cu and Zn in transgenic wheat lines with repressed expression of the NAB-type transcription factor NA-B1.

(この仮説は、遺伝子導入小麦では NAB 型転写因子 NA-B1 の発現が抑制されて、銅と亜鉛の再転流率が低くなるという事実からも裏づけられている)

79 ▷ ～と仮定すると

Presuming that Zn deficiency acts as a driving force for Zn re-translocation, concomitant N and Zn deficiencies should give rise to the highest Zn retranslocation rates.

(亜鉛の欠乏が亜鉛の再転流をひき起こす主たる要因であると仮定すると、窒素と亜鉛が同時に欠乏すると亜鉛の再転流率は最高に達するはずである)

80 ▷ つい見すごす

　　<Often overlooked is> は日本語と発想も語順も似ており、使いやすい表現です。

Often overlooked is the tremendous psychological impact of residual scarring.

(つい見すごされがちなのが、陳旧性瘢痕が精神面に大きな影響を及ぼしていることである)

⋮ <often overlooked> が文頭に倒置されて強調されています。

81 ≫ ～してもらう

対象に「～してもらう」ときの表現です。

When asked to rate the degree of improvement, one subject reported excellent, four reported very good, and one reported poor.

(患者に改善度を評価してもらったところ、1 人が「すばらしく改善した」、4 人が「改善した」、1 人が「あまり改善しなかった」と回答した)

Participants were asked to fill in the questionnaire.

(参加者にアンケートに記入してもらった)

82 ≫ 洞察を加える / 得る

<insight> は対訳として「洞察」が存在しますが、必ずしも論文に「洞察」と表現されているわけではないので注意が必要です。

In this chapter, we provide insights into the mechanism of action of anti-dementia drugs for Alzheimer's disease.

(本章では、アルツハイマー病に対する抗認知症薬の作用機序についてくわしく述べる)

In this study, we gained insights into the genes that may be involved in the pathogenesis of diabetes.

（本研究で我々は、糖尿病の原因に関与していると思われる遺伝子について洞察を得ることができた）

⋮⋮ 「関与している」を <be involved in> で表現しています。

接続の表現

83 ➤ したがって

　日本語原稿に頻出する「したがって」は、本来の意味を離れて広く使われており、場合によっては「以上から」や「このような理由から」などと読み替える必要があります。英語では同じ言葉のくり返しを避ける傾向があり、いつも「therefore」と訳すのは避けたいです。実際、以下のような表現が英語論文ではよく見られます。これらはいずれも日本語の「したがって」の意味合いに近いと思われます。

Taken together, ～ .
In this context, ～ .
In this regard, ～ .
For this reason, ～ .
For this purpose, ～ .
As such, ～ .

84 ▷ 以上のようなことから

Taken together, these results indicate that 〜 .
As is evident from the above, 〜 .
Based on the above results, 〜 .
It is within this context that 〜 .
Based on these findings, 〜 .
As discussed so far, 〜 .

85 ▷ 一　方

　<On the other hand> を発想しますが、<In contrast, 〜 >、<By contrast, 〜 >、<,whereas 〜 > などの表現もあります。

In contrast, dilatations of the capillary vessels surrounding the glands, such as those that occur in tubular adenoma, are not considered to be useful for differentiation.

（一方で、管状腺腫でみられるような腺状周囲を取り囲む毛細血管の拡張所見は鑑別にはあまり有用とは考えられない）

141

The AUC ratio of the PL-group to the control group was 39.5%, whereas the ratio of MGN is less than 21% when the gastric pH is higher than 5.

(PL 群とコントロール群の AUC 比は 39.5％であった。一方、MGN の割合は、胃液 pH が 5 を超えると 21％未満であった)

86 ▶ もちろん

　英語医学論文で「of course」が使われることはあまりありません。日本語原稿に「もちろん」とある場合、<although> で文意が通ることがありますので紹介します。

Usually, immunosuppressive drugs are used for remission-induction therapy, although the dose depends on age, weight, or symptoms of patients.

(通常、免疫抑制薬は寛解導入療法として使われる。もちろん、その用量は患者の年齢、体重、症状によって異なる)

The new drug will help to reduce the risk of adverse events, although additional studies are needed to investigate whether it has a favorable effect on the clinical outcome in older adults with cancer.

(この新しい薬剤を使用すれば、有害事象のリスクは減少だろう。もちろん、高齢癌患者の臨床転帰によい影響を与えるかどうかを調査する研究が必要だ)

▶ 主節の後に置かれた <although> は <but it is also true that ～ > という意味で、新たな情報を足すはたらきがあります。

Column②

パラグラフにベクトルをもたせる

読者を結論まで導く意識で書く

　本書では、おもにセンテンスレベルでの適切な語句の選択と使いかたについて、克服すべきは「言葉の意味の守備範囲の差」であることを解説しています。これに加えて、ロジカルなパラグラフライティングが、ネイティブ発想に近い英語を書くうえで越えなければならないもう一つのハードルであることをコラム①で述べました。いくら一つひとつの文を上手に書くことができても、パラグラフを上手に構成できなければ、ロジカルな英語を書くことはできず、結局、説得力のある英文は書けません。

　そのパラグラフライティングに関して、最近、ハッとさせられるタイトルの本を読みましたので紹介します。『なぜあなたは論文が書けないのか？』（佐藤雅昭）です。そのなかで医学論文を執筆しない私にとってもためになったのは、パラグラフライティングの重要性を説いている第3章の『なんとなく書いていないか？』でした。その副題は《メリハリをつけるパート別論文執筆のコツ》となっています。ここでは論文の各セクションで何をどう書けばよいのかが解説されています。読者をどのようにリードしながら論文を書き進めればよいのかがよくわかります。実際に論文執筆の指導をしている筆者の経験に基づく、読者（査読官）目線のアドバイス集のような一冊です。なるほど、アクセプトされる論文はそのように構成すればよいのかと、とても勉強になりました。

論文のすべてのパートに
同じベクトルをもたせる

　その第3章のなかでも、私が非常に興味をもって読んだのは『すべてのパートが同じベクトルをもって書かれているか？』という一節です。このベクトルを上手に示すことこそ、論文上達の極意ではないかと思います。要旨も序論も結果も考察も、すべて「結論」に向かって同じベクトルをもって書くことが論文のロジカルな構成につながると解説されています。これはごく当たり前のことなのですが、往々にして日本人が不得意とすることであり、ロジカルな英文を書くためには非常に重要なポイントです。

　この指摘は、コラム①で紹介した「話の筋道に道標をつける」という指摘とエッセンスは共通しています。それぞれのパラグラフの方向性を意識して書くことの重要性を別の角度から考察したものと考えることができます。各パートが連動して読者を結論に向けて導く必要がある、ということです。コラム①で紹介した Robert B. Kaplan の西洋人の思考パターンからもわかるように、直線的思考の積み重ねがロジックです。直線的思考、すなわちベクトルをもつ論理展開は、私たち日本人が考えている以上に西洋では重視されていると思います。

　したがって、英米人に評価される英文を書くためには、この「パラグラフのベクトルを示す意識」を高めなければなりません。細かい技がうまくても、全体的な印象が悪ければ評価は下がります。スムーズに（＝負荷なく）読者を結論まで導いて、ナルホド！　と感心させなければなりません。私も長い文章を書くときには、かならず「すべてのパートが同じベクトルをもって書かれているか？」「話の筋道に道標をつけているか？」と、自分に問いかけながら書いています。本書との出合いにもとても感謝しています。

日本人がとくに意識したい
パラグラフライティングの三本柱

　パラグラフライティングについては、『論理的な英語が書ける本』（﨑村耕二）からも同様に有益な示唆が得られました。一般的に指摘されていることではありますが、あらためて共感した3点を要約します。

1 <Who does what> の構造をはっきりさせることが重要

　このポイントは、私がウェブ上で受講したスタンフォード大学の英語講座でも、また論文作法の指南書として私が最大の信頼を置く『English for Writing Research Papers』（Adrian Wallwork）のなかでも、最初に強調されている点です。英語では <who> と <does> と <what> が離れてしまうと、全体の意味を理解しにくくなります。この点は、助詞が発達した日本語との大きな違いです。日本人が書いた英語がわかりにくいときは、この <Who does what> の構造が理解しがたく、全体の意味が不明瞭になっていることが多いように思います。

2 一つのパラグラフでは一つのトピックを扱う

　「各パラグラフに固有の目的をもたせる」という指摘も、パラグラフのロジカルな構成上、とても重要です。パラグラフはトピックセンテンスとサポートセンテンスで構成されています。すなわち、「先に結論を述べて次に理由でサポートする」構造です。ネイティブはこの構造を期待して論文を読みます。したがって、一つのパラグラフで複数のトピックが扱われていたり、文章の羅列になっていたりすれば、英米人にはそのパラグラフの主旨を理解することがむずかしくなります。また、不用意に改行したり、不適切な接続詞を用いたりすると、英米人はそこでロジックが途切れていると受け取ってし

145

まう可能性さえあります。パラグラフが一つのベクトルとして機能するために
にも、一つのパラグラフでは一つのトピックを扱うことが非常に重要です。

3 「統一性」と「脈絡」を考えて書く

「統一性」と「脈絡」についても、その重要性が解説されています。ほか
の多くの解説書でも扱われており、すでにご存じの概念だと思いますが、基
本的にパラグラフではトピックセンテンスに関連することだけを扱います。
そうすることで、パラグラフの統一性が維持されます。一方で、パラグラフ
を構成している一つひとつの文が一つの流れに沿ってスムーズに流れること
も重要です。そうすることでパラグラフの脈絡が保たれます。

統一性と脈絡を保つことで、一貫した論理の筋道（coherence）が生ま
れます。そのためにも、つねに俯瞰して地図を書いている意識で、各パラグ
ラフのベクトルを結論に向けて書くことが重要です。やがて複数のパラグラ
フで構成された論文の各パートができ上がり、それが一つの大きなベクトル
となって、最終的に「結論」に向かうことになります。

私はこれらの要素がパラグラフライティングの三本柱であり、日本人が英
文でパラグラフを書く際にもっとも強化しなければならない点だと考えてい
ます。

論文の筆者は、いわば、読者を結論まで導く水先案内人です。読者が負荷
を感じることなく読み進められるよう、行き先をつねにクリアにすることが
重要です。そのためには、結論に向かって小さなベクトルを積み重ねながら、
最終的に読者に大きなベクトルを示す必要があります。ロジカルな英語とは
このような意識で書くべきだと私は思います。

〈引用・参考文献〉
1) 佐藤雅昭. なぜあなたは論文が書けないのか？：理由がわかれば見えてくる, 論文を書ききるための処方箋.
   大阪, メディカルレビュー社, 2016, 180p.
2) 﨑村耕二. 論理的な英語が書ける本. 東京, 大修館出版, 2009, 314p.
3) Adrian, Wallwork. English for Writing Research Papers. Berlin, Springer, 2011, 348p.

第 **3** 章

論文のロジックの
フローを生かす
表現集

適切な表現を用いて
論文のロジックの流れを保つ

　本章では、医学論文で用いられる基本的な表現パターンを論文のロジックに沿って紹介します。論文のそれぞれのセクションで頻出する表現です。ここでも、日本語の表現の発想にとらわれていては英語に翻訳しにくいものを中心に選んでいます。「こんな表現を知りたかった、いくら探してもわからなかった」と言っていただける表現を中心に集めています。すでに先生方がご存じの一般的な表現やほかの解説書でよくみられる表現は可能な限り掲載から外しました。これまでの章ですでに扱った表現もありますが、角度を変えて記憶に定着させていただければと思います。

01 ≫ 「序論」で頻出する表現

1 研究の目的を述べる

● [本研究の目的は] を <purpose> を使って表現する

The purpose of this study was to clarify the clinical features of maternal death due to stroke associated with cigarette smoking in Japan.

（本研究の目的は、喫煙に帰因する脳卒中で死亡した日本人妊産婦の臨床的特徴をあきらかにすることである）

研究の目的をその理由や背景に言及しながら伝えるもっとも一般的な表現です。

類似表現 <goal> を使って表現する

The goal of this study was to investigate the potential radiation exposure dose and the risk factors of medical staff.

(本研究の最終目標は、医療スタッフが被る放射線量と危険因子を特定することである)

類似表現 <aim> を使って表現する

In this report, we aimed to present blepharoplasty techniques used for a severe orbitotemporal neurofibromatosis.

(本研究の目的は、眼窩側頭部の重度神経線維腫症に用いた眼瞼形成術について報告することである)

2 先行研究に言及する

序論ではかならず先行研究に言及しますが、その際に頻出する表現です。

[賛否両論、議論の的] を <controversial> を使って表現する

The best option of the end-of-life care has remained controversial over the years.

(最善の終末期医療については長年にわたり議論が分かれている)

[散見される] を <several studies> を使って表現する

Several studies have recently addressed the efficacy of biological agents in the frail elderly population with metastatic CRC.

(転移性大腸癌を発症しているフレイル高齢患者群に生物剤が有効であると発表している研究が散見される)

<Occasionally> を使って、"Occasionally, there are reports 〜 ." とも表現できます。

149

● [研究が少ない] を <few study 〜> を使って表現する

Very few clinical studies have been conducted to evaluate the QOL of elderly patients with dementia.

（高齢認知症患者の生活の質を評価した臨床試験は非常に少ない）

類似表現 <sparse> を使って表現する

Studies investigating the mechanism of action of these agents **are sparse**.

（これらの薬剤の作用機序を調査した研究は少ない）

● [エビデンスが少ない] を <Little evidence is available> を使って表現する

Little evidence is available with regard to the marginal fit of crowns fabricated by a conventional method.

（従来の方法で製作されたクラウンの適合精度に関するエビデンスはほとんど存在しない）

類似表現 <little evidence exists> を使って表現する

However, **little evidence exists** regarding the effects of Net-susaridon on acute migraine attack.

（しかし、ネツサリドンが急性片頭痛発作に及ぼす効果についてはエビデンスがほとんど存在しない）

● [いずれの研究も〜ない] を <〜, none of which 〜> を使って表現する

Various treatments have been suggested including radiotherapy and chemotherapy, **none of which have proven effective**.

（放射線療法や化学療法などのさまざまな治療法が提案されてきたが、いずれも効果は実証されていない）

● [我々の知る限り] を <To our knowledge 〜 > を使って表現する

To our knowledge, no clinical studies have investigated the association between vitamin D and seasonal influenza in Japan.

(日本には、我々の知る限りビタミンDと季節性インフルエンザとの関連性を調査した臨床研究はない)

3 研究対象の現状に言及する

● [難渋する] を <refractory> を使って表現する

Up to 35% of patients with Hodgkin lymphoma will relapse or are refractory to primary induction chemotherapy.

(ホジキンリンパ腫患者の35%近くが初回導入化学療法後に再発または治療に難渋する)

● [適応がある] を <candidate> を使って表現する

Elderly patients with metastatic stomach cancer are not candidates for chemotherapy.

(転移性胃癌を発症している高齢患者は化学療法に適応がない)

● [〜かと考えられてきた] を <long been suspected> を使って表現する

Gene mutation has long been suspected to play an important role in cognitive function.

(遺伝子突然変異が認知機能に重要な役割を果たしているのではないかと長いあいだ考えられてきた)

● [原因であると認識されている] を <recognized as> を使って表現する

Hypertension is well recognized as a major cause of developing several lifestyle diseases in Japan.

(日本では高血圧がさまざまな生活習慣病発症のおもな原因であることはよく知られている)

● [注目を集めている] を <receive attention> を使って表現する

Risk of excessive intake of folic acid supplements during pregnancy has received considerable attention in recent years.

（近年、妊娠期間中の葉酸の過剰補給のリスクが大いに注目を集めている）

● [とくに興味深いのは] を <Of particular interest is ～> を使って表現する

Of particular interest is the development of surgical techniques using ～ .

（とくに興味深いのは、～を用いた手術法の開発である）

英文では倒置が頻繁に起きます。論文でも重要な語句が倒置されて文頭にくることがよくあります。

類似表現 <Of particular note is ～> を使って表現する

Of particular note is the older patient group that demonstrated a high level of correlation between A and B.

（とくに注意すべきは、高齢患者群ではAとBのあいだに強い相関関係が認められたことである）

● [一定の見解は得られていない] を <consensus> を使って表現する

Due to the lack of knowledge, no consensus has been reached as to how these drugs should be used in clinical practice.

（十分な知識が得られていないため、これらの薬剤の臨床現場での使用についてはまだ一定の見解は得られていない）

152

4 研究テーマに関する問題点を指摘する

● ［よくわかっていない］を <remain to be established> を使って表現する

A better understanding of CD44 expression remains to be established.

（CD44 発現についてはまだよくわかっていない）

● ［〜が課題である］を <remain a challenge> を使って表現する

The management of complications of patients with LAPC remains a challenge for most of the urologists.

（局所進行膵癌患者の合併症の管理は、多くの泌尿器科医にとって大きな課題である）

● ［注意が必要］を <attention should be paid> を使って表現する

More attention should be paid to patient medication history as well as family history.

（患者の薬歴と家族歴にはもっと注意する必要がある）

● ［〜の使用が増えている］を <increasingly being used> を使って表現する

CBCT is increasingly being used in dental clinical practice to make a more precise diagnosis.

（歯科の臨床の現場ではより正確な診断を行うために CBCT の使用がしだいに増えつつある）

153

5 研究の全体的な方向性を示す

● ［～の経験を報告する］を ＜report our experience＞ を使って表現する

We report our rare experience of orbitotemporal neurofibromatosis and evaluate the efficacy of the improved blepharoplasty technique.

（眼窩側頭部に発現しためずらしい神経線維腫症を経験したのでこれを報告し、改善された眼瞼形成術の有効性を評価する）

類似表現 ＜case＞ を使って表現する

In this study, we report a case of a minimally invasive surgery for a spinal compression injury that was affecting the whole spine.

（今回我々は、全脊椎に及ぶ脊髄圧迫損傷に対して低侵襲手術を試みたのでこれを報告する）

⋮⋱ ＜affecting＞ で日本語の「～に及ぶ」を表現しています。

● ［文献的考察を加え報告］を ＜with literature review＞ を使って表現する

In this study, we report our experience of a patient who developed ischemic stroke during surgery with some literature reviews.

（今回我々は、手術中に虚血性脳梗塞を発症した患者を経験したので、若干の文献的考察を加え報告する）

⋮⋱ 症例報告で頻出している表現です。

02 ▶ 「方法と材料」で頻出する表現

1 被験者について述べる

● ［～を発症している］を <affected by> を使って表現する

We selected 15 patients with gross hematuria affected by locally advanced hormone refractory prostate cancer.

（我々は、局所進行したホルモン抵抗性前立腺癌を発症し、肉眼で血尿を確認できる 15 例の患者を対象に選んだ）

● ［対象は～］を <The subjects were> を使って表現する

The subjects were 50 patients who underwent hepatic resection at our hospital from January 2010 to December 2015.

（対象は 2010 年 1 月から 2015 年 12 月までに当院で肝切除を受けた 50 人の患者である）

● ［～を対象に］を <include> を使って表現する

The study included 33 patients with metastatic colorectal patients.

（本研究は 33 人の転移性大腸癌患者を対象に行われた）

「対象」の表現はさまざまです。以下に類似の表現を集めました。

A single-arm, multicenter, phase II trial examining patients ～ .

（～の患者を対象に多施設単群第 2 相試験を行い～）

This study involved 240 patients with type II diabetes.

（本研究は 2 型糖尿病患者 240 名を対象に行われた）

A single-center clinical trial was performed on 120 patients～.

（120 人の患者を対象に、単施設臨床試験を実施し～）

In a study of 936 women with early stage breast cancer ～ .

（初期乳癌を発症している 936 人の女性を対象にした研究で～）

● [～歳から～歳の] を ＜ranging in age from ～ to ～＞ を使って表現する

Women ranging in age from 50 to 70 years old are especially at risk of developing osteoporosis.

（50 歳から 70 歳の女性はとくに骨粗鬆症の発症リスクが高い）

∴ 「～歳から～歳の」はこのように表現します。＜at risk of developing＞も医学論文では頻出する表現です。

類似表現 ＜with ages ranging from ～ to ～＞ を使って表現する

Twenty-two patients with ages ranging from 16 to 43 years were included in this study.

（本研究には 16 歳から 43 歳までの 22 人が参加した）

● [75 例 75 股] を ＜75 hips in 75 patients＞ を使って表現する

A total of 75 hips in 75 female patients with osteoarthritis between the ages of 20 to 73 years were examined.

（20 歳から 73 歳までの変形性股関節症の女性患者 75 例 75 股を調査した）

∴ 同様に「15 例 15 眼」は ＜15 eyes in 15 patients＞ で表現します。

2 試験方法について述べる

● ［治療を行った］を <Treatment consisted of> を使って表現する

Treatment consisted of 1.5 mg/kg intravenous brentuximab every 4 weeks for a maximum of 4 cycles.

（1.5 mg/kg のブレンツキシマブを 4 週間ごとに静注する治療を最大 4 サイクル行った）

⋮⋯ <Treatment> で文を開始できるこの表現は重宝します。

● ［21 日を 1 サイクルとして］を <a 21-day cycle> を使って表現する

Brentuximab (1.5 mg/kg) was administered intravenously on day 1 of a 21-day cycle for a total of 6 cycles.

（21 日を 1 サイクルとしてその第 1 日目にブレンツキシマブ 1.5mg/kg を静注し、それを 6 サイクル実施した）

● ［2 週間の薬休］を <with a 2-week interval> を使って表現する

It was planned that 2 cycles of anticancer chemotherapy would be administered, with a 2-week interval between the cycles.

（抗癌化学療法を 2 週間の薬休を挟んで 2 サイクル投与することが計画された）

● ［中断する］を <be withheld> を使って表現する

Administration of Netsusagarine was withheld if a skin-related serious adverse events occurred, or in the case of infusion reactions or grade 5 toxicity.

（患者の肌に重大な有害事象が起きたり、注入反応またはグレード 5 の毒性があれば、ネツサガリンの使用を中止した）

⋮⋯ <be discontinued> も使用できます。

157

● [経過観察を打ち切る] を <be censored> を使って表現する

Patients without recurrence were censored at the last follow-up.
（再発がなかった患者は、最後の経過観察の時点で調査終了とした）

● [床上安静] を <on bed rest> を使って表現する

The patient was put on bed rest for 10 weeks along with multidrug chemotherapy.
（患者は床上安静とし、10週間の多剤併用化学療法を行った）

● [適合させる] を <match> を使って表現する

Control patients were matched for age, stage, and tumor grade.
（対照群には、年齢、病期、腫瘍等級が適合する患者を割りつけた）

● [分析を行う] を <be analyzed for> を使って表現する

All anonymized reports were analyzed for factors associated with maternal mortality and the circumstances of death.
（匿名化されたすべての報告を分析し、妊産婦死亡および死亡環境に関連する要因を求めた）

⋮ 強調したい対象を主語にして受動態で表現しています。

● [患者に〜してもらった] を <Subjects were asked to> を使って表現する

Subjects were asked to refrain from smoking during the 30 days of treatment course.
（患者には30日間の治療期間中は禁煙してもらった）

∷· <patients were asked to> は、その後にさまざまな動詞を伴って幅広く使われています。

3 評価方法について述べる

● [2週間間隔で] を <at 2-week intervals> を使って表現する

Ten patients underwent a total of five courses of chemotherapy at 2-week intervals.

（10人の患者が2週間間隔で5種類の化学療法を受けた）

● [発症した患者としなかった患者] を <with and without> を使って表現する

Among a total of 123 cases of maternal death, those due to infarction with and without PIH were compared.

（123例の妊産婦死亡例のうち、妊娠高血圧症が原因の脳梗塞で死亡した妊産婦とそれ以外の原因の脳梗塞で死亡した妊産婦を比較した）

Then we compared the difference in clinical outcomes between the patients with and without diabetes.

（次に糖尿病患者と非糖尿病患者の臨床転帰の差を比較した）

● [1から10の尺度で] を <on a scale of 1 to 10> を使って表現する

Patients were asked to evaluate the level of their satisfaction on a scale of 1 to 10, with 10 being very satisfied and 1 being very dissatisfied.

（10を非常に満足、1を非常に不満足として、患者に1から10の尺度で満足度を評価してもらった）

● [1 を〜と定義して] を <with 1 defined as> を使って表現する

Scores ranged from 1 to 5, with 1 defined as the least desired outcome and with 9 defined as the most preferred outcome.

(1 をもっとも望ましくない転帰、9 をもっとも望ましい転帰と定義して、スコアは 1 から 5 の幅で分布していた)

● [各群を男女別に] を <across age groups within each sex> を使って表現する

We analyzed the results across age groups within each sex.

(各年齢群の結果を男女別に分析した)

∴ <across> を上手に使ってシンプルに表現しています。

● [平均] を <for a mean of> を使って表現する

Patients remained in ICU for a mean of 5.5 days.

(患者の ICU 滞在日数は平均 5.5 日間であった)

● [中央値] を <for a median of> を使って表現する

Patients were followed up for a median of 37.5 months.

(患者の経過観察期間の中央値は 37.5 ヵ月であった)

4 統計解析について述べる

● [を用いて検定した] を <was used to test> を使って表現する

The 2-sided log-rank test was used to test the association between particular variables and survival.

(両側ログランク検定を用いて特定の変数と生存率の関連性を検定した)

● [を用いて解析を行った] を <was performed using> を使って表現する

Multivariate analysis was performed using the Cox proportional hazards regression model.

（コックス比例ハザード回帰モデルを用いて多変量解析を行った）

● [時間を縦軸に、距離を横軸に] を <plotted> を使って表現する

The Figure 2 shows a graph with the time plotted on the vertical axis and the distance plotted on the horizontal axis.

（図 2 で時間を縦軸に、距離を横軸にとってグラフに表した）

● [選択基準は～] を <Inclusion criteria were defined as follows> を使って表現する

Inclusion criteria were defined as follows: patients with a history of treatment of hypertension, aged between 50 and over, and diagnosed with diabetes.

（選択基準は、高血圧治療を受けたことがある、年齢 50 歳以上、糖尿病と診断されている、とした）

類似表現 <Inclusion criteria included> を使って表現する

Inclusion criteria included patients with a history of ～ .

（選択基準は～のような病歴をもつ患者とした）

類似表現 <Inclusion criteria were> を使って表現する

Inclusion criteria were: (1) history of hypertension, diabetes, or both; (2) age ≧ 50 years; and (3) obesity.

（選択基準は次のように定めた。（1）高血圧、糖尿病のいずれかまたは両者の病歴がある、（2）50 歳以上、（3）肥満）

● [除外基準は〜] を <Exclusion criteria were defined as follows> を使って表現する

Exclusion criteria were defined as follows: previous treatment of myocardial infarction, diabetes, and morbid obesity.

(除外基準は、これまでに心筋梗塞、糖尿病、病的肥満の治療経験があることと定義した)

● [〜の割合でマッチさせた] を <matched> を使って表現する

A 1:1 matched control group was created from the 123 patients who did not have complications within 45 days after surgery.

(術後 45 日以内に合併症を発症しなかった 123 人の患者から、1：1 の割合でマッチさせた対照群をつくった)

● [年齢をマッチさせた] を <age-matched> を使って表現する

For each CRC patient, 2 **age-matched** control patients who received a surgery on the date closest to that of the corresponding CRC patient were selected.

(大腸癌患者 1 人に対して、その患者の手術日にもっとも近い日に手術を受けたコントロール患者から年齢をマッチさせた 2 人を選んだ)

● [年齢と性別で補正] を <adjusted for age and sex> を使って表現する

Analysis of covariance **adjusted for age and sex** was performed to examine the baseline characteristics of patients.

(年齢と性別で補正した共分散分析を行って患者のベースライン特性を調べた)

● [客観性をもたせる] を <ensure the objectivity> を使って表現する

To **ensure the objectivity** of the analysis, a patient group with a large sample size was reviewed.

(分析に客観性をもたせるために被験者数を多くして調査を行った)

5 倫理的配慮について述べる

● ［倫理委員会の承認］を <approved by the ethics board> を使って表現する

This study was approved by the ethics board of National Cerebral and Cardiovascular Center.

（本研究は国立循環器センターの倫理委員会の承認を得た）

● ［ヘルシンキ宣言］<Declaration of Helsinki>

Study procedures were carried out in accordance with the Declaration of Helsinki and the Good Clinical Practice guidelines.

（研究はヘルシンキ宣言と臨床試験実施基準に則って実施された）

● ［インフォームド・コンセント］<informed consent>

Written informed consent was obtained from all patients before enrolment.

（すべての患者から登録前に書面による同意を得た）

● ［患者を匿名化する］を <anonymized> を使って表現する

Patients' information was anonymized and de-identified prior to analysis.

（患者情報は試験の前に匿名化され、個人が特定できないようにした）

03 ▷ 「結果」で頻出する表現

1 分析の結果を述べる

● [結果的に〜になる] を <result in> を使って表現する

Treatment with chemotherapy resulted in a significant improvement of survival rate of children at high risk of medulloblastoma.

（化学療法を行った結果、髄芽腫のリスクの高い小児の生存率が有意に改善した）

● [得られる] を <yield> を使って表現する

A one-tailed paired student's t-test (α=0.05) performed on this data yielded a statistically significant P-value of 0.0015.

（スチューデントの対応のある片側 t 検定〈α =0.05〉を行った結果、P 値は 0.0015 であり、統計学的に有意な差が確認された）

類似表現 <identify> を使って表現する

Cox regression analysis identified the following risk factors associated with neonatal death.

（コックス回帰分析の結果、新生児死亡に関連する以下のような危険因子が同定された）

類似表現 <show> を使って表現する

Univariate analysis showed significant differences in terms of age, gender, stage, and response to induction therapy.

（単変量解析を行った結果、年齢、性別、病期、導入療法に対する奏効率に有意な差があった）

● ［～人の患者のうち］を ＜Of the ～＞ を使って表現する

Of the 20 patients who received radiotherapy, 5 patients re-
quired pulmonary consultation during their hospital stay for
suspected pneumonia.

（放射線療法を受けた 20 人の患者のうち 5 人が肺炎の疑いで入院中に肺の検査を受けた）

∷‥「～の疑いで」を ＜for suspected ～＞ で表現しています。

● ［同じ結果が得られた］を ＜consistent＞ を使って表現する

This observation was consistent across each of the four centers.

（4 施設で同じ結果が得られた）

類似表現 ＜compare favorably with＞ を使って表現する

These results compared favorably with other previous
studies.

（ほかの先行研究よりもすぐれた結果が得られた）

● ［結果は対照的であった］を ＜in contrast to＞ を使って表現する

These results were in contrast to previously reported data
that found an association between A and B.

（我々の結果は、AとBのあいだには関連性があるとするこれまでの報告とは対照的であった）

2 可能性やリスクに言及する

● ［可能性は～倍高い］を ＜likelihood ～ times higher＞ を使って表現する

The likelihood of death in this group was 4 times higher com-
pared with the frail group, depending on the study period.

（研究期間にもよるが、この患者群の死亡率はフレイル群と比較して 4 倍高かった）

165

類似表現 <times more likely to> を使って表現する

Patients with 4 or more of 8 selected comorbid medical conditions were 20 times more likely to die from causes other than breast cancer.

（8 種類の併存疾患のうち 4 つ以上を有する患者は、乳癌以外の原因で死亡する確率が 20 倍高かった）

● ［可能性が高くなる］ を <lead to> を使って表現する

Hypertension in older patients may lead to an increased rate of trastuzumab-related cardiomyopathy.

（高血圧の高齢患者は、トラスツズマブ関連の心筋症をひき起こす可能性が高くなる）

● ［リスクが高い］ を <〜 fold increased risk> を使って表現する

Bedridden elderly patients have a 15-20 fold increased risk of serious complications such as pulmonary edema and aspiration pneumonia.

（寝たきり高齢者は、肺水腫や誤嚥性肺炎などの重度合併症のリスクが 15 倍から 20 倍高い）

類似表現 <be associated with> を使って表現する

Data suggest that emergency surgery in the neonatal period is associated with a four-fold increase in mortality.

（データから新生児の緊急手術は死亡率が 4 倍高くなることが示唆される）

3 効果に言及する

● ［奏効する］を <response, respond> を使って表現する

There were no responses among patients whose tumors carried KRAS mutations, whereas five of 20 WT RAS patients responded.

(腫瘍が KRAS 変異を有している患者に奏効はみられなかったが、20 人の野生型 RAS 患者のうち 5 人には奏効がみられた)

● ［忍容性が高い］を <be well tolerated> を使って表現する

Netsusagarimab as second-line therapy is active, well tolerated, and allows adequate stem cell collection and engraftment.

(二次治療としてのネツサガリマブは活性も忍容性も高く、適切な幹細胞の採取と生着が可能になる)

● ［を合併して］を <be complicated by> を使って表現する

Moreover, more than 70% of patients resulting in stroke were complicated by hemolysis, elevated liver enzymes, and low platelet count syndrome.

(さらに、脳卒中を起こした患者の 70%以上が HELLP 症候群を合併していた)

4 数量に言及する

● ［上昇する］を <be associated with> を使って表現する

Each one-point decrease in the pain score was associated with a 10% increase in QOL.

(疼痛のスコアが 1 ポイント下がるごとに QOL が 10%上昇した)

167

● ［低下する］を <be associated with> を使って表現する

A higher level of loneliness was associated with a more rapid rate of motor function decline.

（孤独感が強くなるほど、運動機能が急激に低下した）

● ［2倍多い］を <twice as likely> を使って表現する

A diagnosis of colorectal cancer after death was more than twice as likely to occur in patients with dementia.

（認知症の患者では、死亡後に大腸癌と診断される症例が2倍以上多かった）

● ［上昇するごとに］を <for every> を使って表現する

For every 0.10-point increase in the vaginal delivery preference score, there was a 0.15-point increase in the PHM score.

（経腟分娩選択スコアが0.10ポイント上がるごとに、PHMスコアが0.15ポイント上昇した）

> 類似表現 <with> を使って表現する
>
> With each 1-point decrease in A, the probability of B increased by 10%.
>
> （Aが1ポイント下がるごとにBの可能性が10％上昇した）

5 経過観察の結果について述べる

● ［〜が原因で中断に至る］を <lead to discontinuation> を使って表現する

Clinical safety findings led to discontinuation of the use of the newly developed agent.

（臨床上の安全性にかかわる結果が得られ、その新規開発薬の使用が中断された）

● [追跡不可能、打ち切り] を <lost to follow-up、censored> を使って表現する

Sixty-five patients were lost to follow-up and censored at the last date of examination.

(65 人の患者が追跡不可能となり、最後の受診日をもって観察中止となった)

● [〜とは無関係の原因で] を <for reasons unrelated to> を使って表現する

Two in the treatment group died during the follow-up period for reasons thought to be unrelated to the trial.

(治療群の 2 人が試験とは無関係と思われる原因で経過観察期間中に死亡した)

● [原因不明の死亡] を <unknown reason> を使って表現する

During the study, 9 patients died due to a complication-related disease, 2 due to an unrelated event, and 3 due to unknown reasons.

(研究期間中、9 人の患者が疾患関連合併症で、2 人が疾患とは無関係のイベントで、3 人が原因不明で死亡した)

● [〜を図にまとめる] を <be charted> を使って表現する

Heart rate was charted over time to visualize the patient's cardiac condition.

(患者の心臓の状態を表すために心拍の様子を時間経過とともに図にまとめた)

04 ▷ 「考察」で頻出する表現

1 現状を再確認する

● [解明されていない] を <remain poorly understood> を使って表現する

The pathogenesis of atrophic scarring following acne vulgaris remains poorly understood, though most scientists agree that inflammatory mediators are involved.

（尋常性痤瘡に続発する萎縮性瘢痕の病因はまだ解明されていないが、多くの科学者のあいだで炎症性メディエータが関与していると考えられている）

⋮⋮ 「〜いないが」の「が」は、「〜 , though 〜」で同等のニュアンスが出ています。情報を補足・追加する <though> や <although> の使いかたは重要です。「が」＝ <but> とすると文意が逆接的につながり、ここでは相応しくありません。

類似表現 <remain to be seen> を使って表現する

It remains to be seen whether/what/how 〜 .

（〜かどうか / 何が〜か／どのように〜か、まだ解明されていない）

● [エビデンスは少ない] を <little evidence available> を使って表現する

There is actually little evidence available to judge the effectiveness of the treatment of patients with this kind of complications.

（実際には、このような合併症の患者の治療法の有効性を判断するためのエビデンスは少ない）

170

● [よく知られている] を <be well known> を使って表現する

Radiotherapy and some types of antibiotics are well known to be very effective in reducing haematuria in bladder cancer.

（放射線療法と一部の抗生物質は、膀胱癌の血尿を抑えることに非常に効果的であることがよく知られている）

● [研究が少ない] を <few studies have reported> を使って表現する

Radiotherapy is also used to palliate haematuria in prostate cancer, but actually few studies have reported its efficacy.

（放射線療法も前立腺癌の血尿緩和のために使用されているが、その効果を実際に報告した研究は少ない）

● [報告が少ない] を <be not well documented> を使って表現する

However, its long-term treatment efficacy is not well documented in the literature.

（しかし、本製剤の長期間の治療効果に関する報告は少ない）

● [見すごす] を <be overlooked> を使って表現する

Often overlooked is the effect of the relationship between caregivers and patients.

（介護者と患者の関係の効用はしばしば見すごされがちである）

⋮⋮ 語順を倒置させて重要性を強調しています。

類似表現 <Also increased is> を使って表現する

Also increased is the risk of Alzheimer's disease and dementia at a younger age.

（若年のアルツハイマー病と認知症のリスクも増加した）

171

2 患者と症状について述べる

● ［術後経過は良好］を <uneventful> を使って表現する

The postoperative course is uneventful without recurrence.

（患者の術後経過は再発もなく良好である）

∴ 症例報告などで頻出する表現です。<uneventful> を使う発想が重要です。

類似表現 <have an uneventful course> を使って表現する

The patient had an uneventful course without any evidence of recurrence.

（患者は再発もなく経過は良好だった）

● ［経過観察を行う］を <be followed up> を使って表現する

This patient has been followed up for 3 years without obvious signs of recurrence.

（この患者は経過観察を行って 3 年経つが、とくに再発の徴候はみられない）

● ［鑑別として挙げる］を <differential diagnosis> を使って表現する

LHL syndrome should be considered as a differential diagnosis in patients presenting this symptom.

（この症状を呈している患者には LHL 症候群を鑑別として挙げるべきである）

3 結果を評価する

●[わかった]を <has been shown to> を使って表現する

Intravesical treatment with alum reduces vascular permeability and has been shown to control haematuria effectively in 80% of patients.

（ミョウバン水を用いた膀胱内治療は血管透過性を低下させ、80％の患者の血尿を効果的に管理できることがわかった）

●[重要である]を <important to note> を使って表現する

It is also important to note that 18 patients proceeded directly to CTAH without multiagent salvage chemotherapy.

（また、18 人の患者が多剤併用サルベージ化学療法を行わずに直接 CTAH に進んだ点は重要である）

●[重要である]を <of critical importance> を使って表現する

As such, understanding the changes accompanying age in the context of the cancer patient is of critical importance.

（したがって、癌患者の加齢に伴って生じる変化を理解することは非常に重要である）

::· 前の文を <As such ～ > で受ける表現は頻出します。「したがって」に近いニュアンスだと思います。

●[興味深い]を <interesting to note> を使って表現する

It is interesting to note that the oncological outcomes of the patients treated during the follow-up are very favorable, given the significant reduction in PSA.

（興味深いことに、経過観察期間中に治療を受けた患者の腫瘍学的転帰は、PSA が有意に減少したことを考慮すると、非常に良好である）

● [想定外] を <beyond the scope> を使って表現する

These data were quite beyond the scope of our study.
（本研究からまったく想定外のデータが得られた）

● [リスクが〜倍高い] を <at an increased risk> を使って表現する

Women once diagnosed with obesity were at as much as an 80% increased risk of GDM during subsequent pregnancies.
（肥満症と診断された女性は、その後の妊娠で GDM を発症するリスクが 80％も高かった）

● [結果が一致する] を <in agreement with> を使って表現する

This is in agreement with other studies that demonstrated the efficacy of this drug in treating acute migraine.
（本研究結果は、本薬剤の急性片頭痛治療薬としての有効性を証明したほかの研究と一致する）

● [データは限られている] を <limited data exist> を使って表現する

To the best of our knowledge, limited data exist regarding the outcomes of chemotherapy in younger patients with stage II and III colon cancer.
（我々の知る限り、ステージⅡとⅢの若年大腸癌患者に実施した化学療法の成績に関しては限られたデータしか存在していない）

4 可能性に言及する

● [可能性がある] を <may> を使って表現する

Appropriate management of hypertension during pregnancy and labor may reduce the maternal death rate in childbirth.
（妊娠中および分娩中の高血圧を適切に管理すれば、出産時の妊産婦死亡率が減少する可能性がある）

● [という説明が可能] を ＜A possible explanation＞ を使って表現する

A possible explanation is that the mutation of these genes led to more severe defects.

（これらの遺伝子の突然変異がさらに重度の異常をもたらしたという説明が可能だ）

類似表現 ＜Possible explanations include＞ を使って表現する

Possible explanations for this include the followings: (1) hypertension, (2) ～ .

（このような結果が得られたのは以下のような理由が考えられる。(1) 高血圧、(2) ～）

● [可能になる] を ＜assist in＞ を使って表現する

A better understanding of frailty of elderly patients may assist in identifying older adults who are candidates for palliative therapy, as well as those who may benefit from standard treatment.

（高齢患者のフレイルの状態をより正しく理解することで、標準的治療が効果的な高齢患者はもちろん、緩和的療法に適応のある高齢者を特定することが可能になるであろう）

⋮∵ 頻出の「適応がある」をここでは ＜candidate for＞ で表現しています。

5 将来への展望・まとめを述べる

● [さらに研究を重ねて] を ＜Further studies should be required to＞ を使って表現する

Further studies should be required to elucidate the mechanism of action of LMCB for the treatment of diabetic complications.

（さらに研究を重ねて糖尿病性合併症の治療薬 LMCB の作用機序を解明する必要がある）

● [役に立つ] を <serve> を使って表現する

Data collected in this study will serve to help doctors and re-searchers better understand the pathogenesis of the disease in the future.

(本研究で収集されたデータは、医師や研究者が将来、この疾患の原因をよりよく理解するのに役立つであろう)

● [以上から] を <Collectively, 〜> を使って表現する

Collectively, our data suggest that interaction between A and B plays an important role in stabilizing patient's condition.

(以上から、AとBの相互作用が患者の状態の安定に重要な役割を果たしていることが本研究のデータから示唆される)

∷・ <Collectively, 〜> は、「これまでの結果を総合すると」という意味です。日本語の原稿に頻出する「したがって」や「以上から」に相当する表現ではないかと思います。

● [以上から] を <Taken together, 〜> を使って表現する

Taken together, these results suggested that some association exists between the length of hospital stay and risk of infec-tion.

(これらの結果から、入院期間と感染リスクのあいだには何らかの関連性が存在することが示唆された)

∷・ <Taken together, 〜> も頻出する重要表現です。<Collectively> と同様に「これらの結果から」や「以上から」を意味する表現です。

05 ▷ 「結論」で頻出する表現

■1 研究の要点をまとめる

In conclusion, our data raise the important possibility that ex-cessive folate intake during pregnancy could increase the risk of type II diabetes.

（結論として、本研究データから、妊娠中に葉酸を過剰に摂取すると 2 型糖尿病のリスクが高まる可能性が指摘された）

▷ このほかにも、<In summary, our study ～ > や <To sum up, our study ～ > などが頻出します。

■2 研究背景に再度言及する

Despite relentless efforts in research and clinical practice, the prognosis of patients with LSCC has not changed in the past decades.

（研究や臨床の現場での懸命な努力にもかかわらず、この数十年間、LSCC 患者の予後に改善は見られない）

▷ <Despite>は後に節を伴わないので、簡潔な文をつくることが可能です。

■3 研究の重要性を強調する

Our findings underscore the fact that psychological factors such as isolation may also affect the efficacy of interventions.

（我々の研究結果から、孤独などの心理的要因も介入の効果に影響を与えているという事実があきらかになった）

4 研究の独自性を述べる

To our best knowledge, this is the first study to examine the association between A and B.

(我々の知る限り、本研究は A と B の関連性を調査した最初の研究である)

5 研究結果を述べる

The results of our study suggest that treatment with 1.2 mg/d of folic acid was associated with increased cancer incidence.

(研究結果から、1 日に 1.2mg の葉酸を摂取すると癌の発生率が上昇することがわかった)

6 問題が残されていることに言及する

● <remain> を使って表現する

There remain unanswered questions concerning established treatment methods of prostate cancer.

(既存の前立腺癌の治療法についてもまだわからない点が多い)

Effects of surgical precision on the prognosis of patients remain to be evaluated.

(手術の正確さが患者の予後に及ぼす影響については、今後の評価を待たなければならない)

7 さらに研究を行う必要があることを述べる

● <Further study is required> を使って表現する

Further study is required to examine the effectiveness of this drug with more number of patients and a longer follow-up period.

(患者数を増やして長期間の経過観察を行い、さらに研究を重ねる必要がある)

類似表現 <warrented> を使って表現する

A prospective trial to investigate the clinical effects of this drug is warranted.

(本剤の臨床の現場での効果を調査するための前向き試験が必要である)

類似表現 <a need for further study> を使って表現する

There is a need for further studies to test our findings in a larger population in the future.

(より大規模な母集団で研究を行って本研究結果を検証する必要がある)

類似表現 <Going forward, further studies ～ > を使って表現する

Going forward, further studies should be required to elucidate the mechanism of action of these steroids.

(今後さらに研究を重ねて、これらのステロイド剤の作用機序を解明する必要がある)

類似表現 <remain to be> を使って表現する

However, further work remains to be done in this field.

(この分野ではさらに研究を重ねる必要がある)

Column③

英米人に受け入れられる英文ライティングのコツ

ネイティブの頭の中にある
ロジックの受け皿

　ネイティブの頭の中の理論構造はどうなっているのでしょうか。私には英米人の頭の中には**ロジックの受け皿**がしっかりとできあがっているとしか考えられません。私はこれまで多くのネイティブの英語にも日本人の英語にも触れてきましたが、パラグラフ構成が上手で強い説得力をもつ英文には、共通して見られる二つの特徴がありました。一つは強い reason-why をもっていること、もう一つは全体のロジック構成がクリアであることでした。ネイティブの書くパラグラフには、これらを強固にして相手を説得するという姿勢が感じられます。医学論文においても同様です。自分の主張をサポートする reason-why とロジック構成が必要です。その方法はこれまで述べたとおりです。ネイティブは、頭の中の理論構造として、自分が発信する情報をロジカルに組み立てるだけでなく、相手が発信する情報にも同じことを求めています。

　ネイティブの頭の中にこのようなロジックの受け皿があるのであれば、その受け皿に受け入れられる理論を構築しなければなりません。たとえば、医学論文の序論であれば、そこで期待されていることに従って、最初に研究の目的を述べ、次に先行研究に言及しながら研究の独自性や重要性について触れ、また各論に入る前に全体的な結論をまとめます。ワンパターンの構造ですが、じつにわかりやすいパラグラフ構造です。それ以降の各パートにおい

ても同様のことがいえます。くり返しになりますが、基本的には、各パラグラフの最初にトピックセンテンス（結論）を置き、その後にサポートセンテンス（理由＝ reason-why）を続けます。このロジックの受け皿から逸脱すると可読性が下がります。さまざまな解説書がそれぞれの角度からこの点を解説しています。一見むずかしそうに見えますが、すべてエッセンスは共通しており、きわめてシンプルです。

ロジックの受け皿をもつ
英米人の期待に応える

　西洋的思考は直線的ですので、そのロジックの受け皿に受け入れてもらうためには、パラグラフに、コラム②でも触れた＜coherence＞（一貫した論理の筋道）をもたせることが非常に重要です。先生方も、これまでに何度も耳にされたことがあるのではないかと思います。私も大学の英作文の授業で coherence の大切さを習いました。しかし、その意義を本当の意味で理解することができたのは、ずいぶん後になって西洋的論理構造を理解できるようになってからのことでした。この coherence を失わないために、コラム①と②で述べた「道標」が論理展開のシグナルの役割を果たしていると理解できます。一つひとつのパラグラフがこの coherence を維持してはじめて論文全体の統一性が生まれ、最終的に説得力のある論文になるのだと思います。Robert B. Kaplan が指摘した西洋と東洋の思考パターンの違いは示唆に富んでいます。coherence を維持するためには、西洋人特有の直線的な論理展開が必要です。これは知識レベルでは理解できても、いざ実践するとなると非常にむずかしいことです。

　読者（とくに査読官）は、これまで解説してきたようなロジックの受け皿をもっています。彼らに受け入れてもらう英文を書くためには、彼らを論理の森の中で迷子にさせない意識が重要です。最後の結論まで手を引いて導い

てあげる、そのようなていねいな意識が必要です。途中で手を離すと、論理を逸脱した、または飛躍した文章となり、読みにくいと判断されます。実際、私が外資系企業に勤めていたときに受けた指摘は、けっして枝葉末節の単語レベルの指摘ではなく、すべてこのパラグラフの全体的構成にかかわるものでした。

日本語はハイコンテクストな言語
英語はローコンテクストな言語

　英語と日本語のロジック構築の違いの背景に、言語心理学的文化の違いが存在することを知っておくことも重要です。すなわち、「ハイコンテクスト文化とローコンテクスト文化」の違いです。つまり、日本は文字に表れない行間の情報までも大切にする「ハイコンテクストな文化」であり、一方西洋は、行間よりも文字どおりの情報を大切にする「ローコンテクストな文化」です。文字として表れた情報がそのまま伝わり、文字に表れていない情報はけっして伝わりません。言い換えると、道標がなくても何となく意思疎通が図れるのが日本であり、きちんと道標を立てないと相手にちゃんと意図が伝わらないのが西洋です。この道標の役割は我々日本人が想像する以上に大きいと考えられます。とにかく英語でコミュニケーションをとる際には、相手をていねいに導いていく意識が必要です。

＊　＊　＊

　最後に、パラグラフライティングに役立つお勧めの書籍と講座を紹介します。まず、Springer 社の『English for Writing Research Papers』(Adrian Wallwork) です。論文の書きかたを解説した洋書をこれまでに何冊も買いましたが、私の知る限りもっともよくできた解説書です。なぜ語順が大切なのか、なぜ簡潔でないといけないのかなどを、英語を母国語としない読者を対象に、よい例と悪い例を対比させながら豊富な例文で納得のいく解説をし

ています。

　『理科系のための英文作法：文章をなめらかにつなぐ四つの法則』『どう書くか：理科系のための論文作法』（ともに杉原厚吉）と『論理的な英語が書ける本』（﨑村耕二）のすばらしさはコラム①と②で紹介したとおりです。

　英語で口頭発表される先生方にお勧めの参考書が、『遺伝研メソッドで学ぶ科学英語プレゼンテーション：感じる力、考える力、討論する力を育てる』（平田たつみほか）です。最大の特徴は、プレゼンテーションの実演を視聴できる点です。スライドと例文を豊富に使い、自分の研究を売り込むためのロジック構築方法とその表現方法にフォーカスしています。解説が非常に秀逸です。

　『大学生のためのアカデミック英文ライティング』（中谷安男）は、前半でパラグラフの構成の仕方をていねいにわかりやすく解説し、後半で要旨から結論までの論文作成のポイントを整理しています。無駄のない編集スタイルで非常に読みやすいです。読者を上手に誘導し、理解の促進を助ける書きかたがいかに重要であるか、またそのための情報の配置の仕方と流れの作りかたが解説されています。

　書籍ではありませんが、スタンフォード大学のオンライン講座『Writing in the Sciences』も秀逸で、こちらもお勧めです。英語論文の書きかたに関して、映像とテキストを用いたスタンフォード大学の講座を居ながらにして受けることができます。非常に密度の濃い授業です。

＊　＊　＊

　このコラムでお伝えしたかったことは、論文全体の構成を左右するパラグラフをマクロの視点に立って書くことの重要性です。それはけっしてむずかしいことではなく、すでに知識として習得している学びを、いつでも使える実践のレベルに引き上げるだけで十分なのです。そうすることで、英米人の頭の中にあるシンプルなロジックの器にフィットするパラグラフを構成することが可能となります。

第4章

実践編：
センテンスの
作りかた
10 のテクニック

スマートな英文が書ける
ライティングテクニック

　第1章から第3章まで、単語レベル、語句レベルでの日英の発想の違い
を見てきました。本章の目的は、文単位でネイティブの発想に近い英語を書
くコツをつかむことです。日本人英語を脱してすこしでもネイティブの発想
に近い英文を書くためには、発想の違いに気づき、その溝を意識的に埋めて
いく作業を継続させることが必要です。

　本章では、私の個人的な翻訳の実務とバックトランスレーションの経験な
どから得たいくつかの学びと発見を紹介します。以下はいわば「私的翻訳術」
です。参考にしていただければ幸いです。

01 ▷▷ Who+does+whatの構造をクリアにする

　私には最初はなぜ、このきわめて当たり前のことが重視されているのか
がわかりませんでした。スタンフォード大学のオンライン授業 <Writing in
the Sciences> という講座でも、また私がもっとも頼りにしている Spring-
er 社の『English for Writing Research Papers』[1] という書籍でも最初に
習います。私もいまとなってはもっとも重視している点です。

　簡単にいうと、主語と述語を離さない、ということです。『English for
Writing Research Papers』 で は、<Keep the subject and verb as
close as possible. This is because the verb contains important infor-

mation.>[1] と解説しています。日本語は助詞が発達しており、意味のかたまりをしっかり保持したまま、しかもその意味のかたまりをいくつも抱えたまま、先に読み進むことが可能です。しかし、英語ではそれがむずかしく、影響し合っている語句が離れてしまうと可読性が低くなるため、注意が必要です。

Springer 社のホームページには、"Writing in English" というページ[2]に論文執筆のための有益なアドバイスが掲載されています。その一つが主語と述語の位置関係です。以下の二つの文が例文として掲載されています。

×　The patient's liver readings at 48 hours after exposure to the virus had increased by 50%.

○　The patient's liver readings had increased by 50% at 48 hours after exposure to the virus.

<Who + does + what> の構造がクリアかどうかという観点から、述語動詞 <increased> が主語から離れている最初の文よりも後者の文のほうがよいと判断されています。その理由として、<train of thought>（思考のつながり）が分断されないように、主語と述語また動詞と目的語は離してはならないと解説されています。英米人の書いた英作文の解説書では頻繁に指摘されていますので、この原則は、私たち日本人が感じている以上に重要だと思われます。また、英語ではパラグラフ単位でも結論を先に述べますが、このように文単位においても <誰が何をした> という情報をできるだけ早く相手に伝えなければなりません。

02 ▷ andを使わずに分詞構文で接続する

次に気をつけるべきことは、文と文の接続に <and> を多用しないということです。不用意に <and> を用いると、文の可読性は低くなります。しか

し、わかってはいても、つい <and> を使ってしまいがちです。日本語は、「〜で」「〜が」「〜ので」などの助詞で意味のかたまりを維持したまま長い文を構成することが可能ですが、英語では <and> を使って文を接続していくのは得策ではありません。<and> は新しい情報を追加するときに使う等位接続詞ですから、情報が完結する前に <and> を使うと読者の <train of thought> を分断してしまいます。結果的に読者に負荷をかけることになり、読みにくい文章になります。

　英語の <and> は、日本人が獲得している語感以上に強い「終止感」をもつ言葉です。では、どうすればよいのでしょうか。英文の構造を注意深く観察していると、日本語的発想でつい <and> を使いたくなる箇所も <and> を使わずに上手に文章が展開されていることに気づきます。

　その一つが分詞構文で受けて次の文に情報を受け渡す方法です。たとえば、日本語の原稿では「A であり、B である」という二つの情報が並列された構造の文は自然です。これを英語では、「A and B」という構造ではなく、「A ＋分詞構文 B」という単文で表現していることが少なくありません。

例文 　日本では座瘡は現在でももっとも一般的な皮膚疾患であり、13 歳から 22 歳の約 50％が罹患している。

翻訳 　Acne remains the most common dermatologic condition in Japan, affecting roughly 50% of people between the ages of 13 and 22.

解説 　日本語的語感では二つの文が並列されているように思えます。しかし実際は一つのメッセージであり、英語では一つの情報として扱うほうが理解はスムーズです。以下の例も同様です。

例文 　腹部CTスキャンを行ったところ肝臓に10cm大の腫瘍が発見され、患者の病歴から後期肝細胞癌である可能性が示唆された。

翻訳 　An abdominal CT revealed a 10 cm tumor in the liver, suggesting a possibility of end-stage hepatocellular carcinoma based on the patient's medical history.

解説 これも ＜and＞ で二つの文をつなぐと、一つのメッセージが分断された印象を残します。

03 ▷ andを使わずに関係代名詞で接続する

　関係代名詞で受けて次の文に情報を受け渡す方法もあります。これも分詞構文と同様に非常に頻繁にみられます。ふだんあまりにも自然に読んでいるため気づきにくく、いざ和文を英文に翻訳するときにはなかなか使えません。

例文 この差は小さく、臨床上の意義はほとんどないに等しい。
翻訳 This is a small difference that has almost no clinical significance.
解説 この文を "This is a small difference and it has almost no clinical significance." と二つに分けるよりもスマートだと思います。

例文 被験者にアンケート調査を行い、瘢痕の改善をどのように認識しているか書いてもらった。
翻訳 Subjects were asked to complete a questionnaire that allowed them to share personal perceptions of scar improvement.
解説 この文では、「be asked to」という頻出表現が使われていることと、「allow」で「可能」を意味していることも重要なポイントです。

例文 1 型糖尿病はインスリン産生 β 細胞の崩壊によってひき起こされるが、そのもっとも一般的な原因は～であると考えられている。

翻訳 Type-I diabetes is caused by the destruction of insulin-producing beta cells, the most common cause of which is considered to be….

例文 現在の問題点は NBI 分類が各施設でまちまちであることであり、現在、拡大観察を用いた統一分類が開発中である。

翻訳 The current problem is that NBI classification varies from one facility to another, which is why a unified classification method using a magnifying observation device is under development.

04 ▶ andを使わずにwhileで接続する

　ご存じのとおり、<while> で文を接続することも可能です。主節の後の while は基本的には対照の意味合いをもちますが、手元の辞書によると、対照の意味合いが薄れて <and> に近くなることがあると解説されています。実際、私が観察する限り、後者の while も頻繁に使われているように思います。そこに <and> や <but> を使うと、そこでいったん情報の伝達が終わり、新しい情報の伝達がはじまるという感じが否めません。このような文脈では <while> でセンテンスをつなぐのが相応しいと思います。

例文 45 歳の男性。高熱と激しい下腹部痛があり、CT 検査では炎症反応を示す所見が確認された。

翻訳 A 45-year-old man presented with high fever and severe lower abdominal pain, while CT scans revealed symptoms suggestive of inflammatory reaction.

例文 低グレードの紡錘細胞癌は比較的良好な転帰をもち、癌肉腫は非常に侵襲性の強い癌である。

翻訳 Low-grade spindle cell carcinoma has a relatively favorable outcome, while carcinosarcoma is a highly aggressive tumor.

05 ∷ andを使わずにwithで接続する

最後に、<with> を使って文を接続している例を紹介します。

例文 本疾患の転帰は病期進展度に応じて異なり、初期段階であるほど生存率は高い。

翻訳 The outcome of this disease depends on the stage, with earlier stages having better survival rates.

解説 <having> の活用形にも注目してください。

例文 PFS の中央値は 6.5 ヵ月であり、化学療法を受けている患者群の PFS が長い傾向にあった。

翻訳 The median PFS survival was 6.5 months, with a trend toward longer PFS in the patient group receiving chemotherapy.

手元の英英辞典では、<and> には <to introduce something else that you want to add to what you have just said> という意味があると解説されています。前述の Springer 社の書籍にも同様の解説がなされています。二つの文をつなぐときの <and> は本来このような状況で使用すべきです。読者に新しい情報を期待させることになるので、日本語的感覚で多用するのは危険です。

06 ▷ althoughを等位接続詞として使う

　<although> はご存じのとおり、文頭で <in spite of the fact> という意味をもちます。これが学校で習った一般的な使いかたです。もう一つの用法として、主節の後に置かれると <but it is also true that> という意味をもちます。後者の <although> は論文のみならず、あらゆる英文で頻出します。にもかかわらず、この用法は意外と知られていないのではないかと思います。主節のメインメッセージの後に事実を一つ添えるような感じです。

例文 　低アルブミン血症が毒性の増大と関係している可能性があるが、その潜在的な機序は不明である。

翻訳 　Hypoalbuminemia may be associated with the increased toxicity, although the potential mechanism is unclear.

例文 　概ね同等の結果が得られたが、治療効果を証明するエビデンスはない。

翻訳 　Overall, we obtained the same results, although the evidence of efficacy of the treatment is lacking.

解説 　日本語原稿には「～であるが、～」の構文が頻出します。「が」には順接的な用法もあり、そのような場合は <although> が使えないかどうか検討してみる価値があります。

07 ▷ 「〜が」を上手に訳す

　「〜が」を英語に訳すのはむずかしいと思われたことはありませんか？　一般的には <but> や <although> を使うことが多いですが、バックトランスレーションで和文と英文を比較しながら観察すると、翻訳のヒントが見えてきます。

　まず、「が」の前後で伝えたい情報の主旨が異なり脈絡が切れている場合があります。私が日本語原稿を観察する限り、この「が」の用法がもっとも多いように思います。この場合は、そこで文をいったん終了したほうがよいでしょう。とくに情報量が増えて語数が 30 を超えるような原稿の場合、そこで文をいったん終了することは、後述の <One idea per sentence> という原則にも適っています。ここで接続詞を使って文をつなぐと、文意が正しく伝わりにくくなります。

　次に多いのが譲歩の「が」です。学校で習った <although> のもっとも一般的な使いかたです。手元の辞書には、この用法は <to introduce a subordinate clause which makes the main clause of the sentence seem surprising or unexpected> と説明されています。つまり <Although 〜 > ではじまる従属節は、主節で伝えたいことが surprising または unexpected であると強調するときに使います。

　また、前述したとおり、事実を一つ添えるはたらきをもつ「が」の場合は、主節の後に等位接続詞として <although> を使うことが可能です。もちろん逆接的につながるときは <but> が使えます。

　それでは、次の例文中の「〜が」はどのように訳せばよいでしょうか。

例文▶　本研究のサンプル数は少なかったが、データからとくに高齢者が癌治療の副作用に対して弱いことが示唆された。

193

翻訳 Although our sample size was small, our data suggest that older adults were especially vulnerable to the side effects of cancer treatment.

例文 もともとは血管疾患の治療のために開発されたものであるが、その美容効果がこの数十年間でしだいに注目を集めている。

翻訳 Although originally developed as a treatment for vascular disease, its cosmetic benefit has become a growing topic over the past few decades.

解説 上記二つの例では、<Although ～ >で導かれる節で一つの事実を提示し、「それにもかかわらず～である」という主節の強調が行われています。ここで二つの文を、単に逆接的に接続したり話題の転換を図ったりする機能をもつ等位接続詞の<but>でつなぐと、筆者が主節に込めた驚きや意外性を感じ取ることができません。原稿中の「～が」を<but>と理解すべきか<although>と理解すべきかに迷ったら、この原則に立ち戻ると正しい接続詞を選択できます。

08 ▷ 「その結果」を上手に訳す

　「その結果」は日本語原稿に頻出する表現ですが、英語論文ではその対訳と考えられている<as a result>は日本人が好むほど多用されていません。辞書には<as a result>は「因果関係」がある場合に使うという解説があります。検査や試験の結果など、因果関係があきらかにされていない場合の「その結果」が、<The results showed that ～ >などで表現されることが多いのはそのためだと思われます。

　さらに、「その結果」は一語で示されることも少なくありません。たとえば、

「病理学検査の結果」は <Pathologically, 〜 > で表現することが可能です。また、訳さなくてよい場合もあります。このように、「その結果」をいつでも <as a result> で置き換えることには無理があります。ネイティブの書いた医学論文に <as a result> がそれほど多く使われていないのは、このような理由によるものと思われます。「その結果」の英語表現法は想像以上に非常に多彩です。

例文 その結果、患者の右肺上葉に腫瘍が確認された。
翻訳 The results showed that the patient had a tumor in the right upper lobe of the lung.

例文 CT の結果、患者の右肺上葉に境界明瞭な腫瘍が見つかった。
翻訳 A CT revealed a well-circumscribed tumor in the right upper lobe of the patient's lung.

09 ▷ One idea per sentenceの原則

　一つの文は約 30 ワード以内で構成することが推奨されることが多いようです。前述の Springer 社のホームページによると、<To improve the readability of your writing, use short sentences. This can be achieved by presenting only one idea per sentence and limiting the sentence length to a maximum of 20-25 words.>[2] とあります。英語では 25 ワードを超える文は長く感じられるようです。

　<One idea per sentence> というまったく当たり前のことをここで取り上げている理由は、日本語原稿に、複数のメッセージを含んだ非常に長い文を見ることが少なからずあるからです。日本語としてはきわめて自然で、

第**4**章 実践編：センテンスの作りかた10のテクニック

195

理解することに問題はないかもしれません。しかし、原文の意図を正しく表現して一つの長い英文に置き換えることはむずかしいです。長い文をどこで切るべきかは翻訳上もっとも注意すべきポイントの一つであり、正しくは論文筆者のみが知っています。そうであれば、質の高い英文に仕上げるためにも、日本語原稿作成の段階で＜One idea per sentence＞の原則に留意することをお勧めします。

　それにしても、なぜ＜One idea per sentence＞であることにこれほど注意が促されているのでしょうか。『English for Writing Research Papers』の第3章の＜Breaking Up Long Sentences＞には、英文では一つのセンテンスに複数の異なる概念を含むことが困難であることが解説されています。この点は、いくらでも長いセンテンスをつくることのできる日本語と英語との大きな差であり、しかも、私たち日本人が実感として理解しがたいポイントでもあります。私たちはついうっかり長い原稿をそのまま長い英文に翻訳しがちです。すると意味が曖昧な英文ができ上がり、結果的に査読官の評価を下げることにもなりかねません。この「英文では一つのセンテンスに複数の異なる概念を含むことが困難である」という指摘を、私は、「一つのセンテンスはそもそも一つの情報しか扱えない」と理解しています。次の「エンドフォーカス」の項目でも述べますが、センテンスの役割は、前のセンテンスから情報を受け取って処理し、処理した情報を後続のセンテンスに伝達することです。そうであれば、なおさら複数の情報が入り込む余地はありません。このように理解すると、＜One idea per sentence＞の重要性が理解できるのではないでしょうか。

　最終的にいくつかの文が集まってパラグラフが構成されると、今度は＜One idea per paragraph＞の原則に従ってパラグラフを構成する必要があります。

10 ▷ エンドフォーカス

　エンドフォーカス（新規の情報は文末に配置されて強調される）という解説をこれまでにどこかで見聞きしたことはありませんか？　エンドフォーカスは多くの解説書で取り上げられています。英文をよく観察しているとまったくそのとおりであり、また正しく語順を配列するためにも理に適ったストラテジーですので、この概念をすこし解説します。

　通常、文と次の文をつなぐときは、前の文で提示・共有された情報を受け取り、それを新しい情報に加工しながら文を展開していきます。情報のバトンリレーのようなものです。情報はこのリレーを介して後方の文に送られ、コミュニケーションが形成されていきます。結果的に、新規の情報は文の後半に配置されます。その新規情報はピリオドの近くに配置されるほど読者の目に留まりやすく、強調されることになります。このように文末に置かれた新規の情報が注目されて強調されることを「エンドフォーカス」といいます。コラムでも紹介した『大学生のためのアカデミック英文ライティング』[3] では、エンドフォーカスについて次の例文を紹介しています。

A：I bought a book. Williams wrote the book.
B：I bought a book. The book was written by Williams.
C：He is a famous writer from the USA.

　A の第 1 文の新規情報は book です。第 2 文ではそれを Williams で受けているところに唐突感があります。しかし、B では The book で自然に受けて Williams という新規情報を生み出して文末に配置しています。さらに C では前文の Williams を He で受け取って USA という新規情報を生み出して文末に配置しています。このような情報のスムーズな流れが英文では

重視されます。Springer 社の『English for Writing Research Papers』[1]
では、エンドフォーカスについて次の例文を紹介しています。

D：English, which is the international language of communication,
　　is now studied by 1.1 billion people.
E：English, which is now studied by 1.1 billion people, is the inter-
　　national language of communication.

　既知の情報は「英語は国際語である」であり、新規の情報は「11 億人が
英語を学んでいる」です。したがって、既知情報を前に、新規情報を後半に
配置している D の語順が自然であると解説されています。
　文と文はこのくり返しでつながり、やがて一つのパラグラフを構成します。
情報が自然に流れるためにもぜひ身につけたい視点です。「前の文の新規情
報を受け継いで新しく作り出された新規情報を後続の文に受け渡す」、この
呼吸が大切です。英文では読者の理解を助ける情報の配列が非常に重視され
ます。自分で作成した英文の語順に疑問を感じたら、この「エンドフォーカ
ス」を確認してみてください。

＊　　＊　　＊

　以上、ネイティブがノンネイティブのために書いた文法書でも重要視され
ている原則およびいくつかの個人的発見を中心に紹介しました。これらの視
点で英文の構造を注意深く観察すると、センテンスの作りかたを実感できる
と思います。

〈引用・参考文献〉
1) Adrian, Wallwork. "Word Order". English for Writing Research Papers. Berlin, Springer, 2011,
　63.
2) Springer. Writing in English. (https://www.springer.com/gp/authors-editors/authorandreview-
　ertutorials/writinginenglish).
3) 中谷安男. "英文に流れを作るストラテジー". 大学生のためのアカデミック英文ライティング. 東京, 大
　修館書店, 2016, 16-7.

おわりに

　表現集をいくら買いそろえても一向に『ネイティブ発想に近い英語』が書けないことに、日英の言語の壁を感じておられる方は多いと思います。それをすこしでも取り除くのが本書の目的でした。その点において、本書はいままでにない画期的なチャレンジを試みていると自負しています。しかし、新しい試みであるがゆえに至らない点も多々あるかもしれません。今後さらなる改良を試みて、私のライフワークである『日本語と英語の発想の溝』をすこしでも埋める作業を継続していきたいと思っています。

　ネイティブ発想の英語のすべてを一冊の本で語り尽くすことは不可能です。しかし本書がきっかけとなり、日本語的発想の英語から抜け出してネイティブ発想の英語に一歩でも近づきたいと願っておられる先生方の英語論文執筆のお役に立つことができれば、私としても望外の喜びです。本書が論文アクセプトの一助となることを心から願っています。アクセプトを目指していっしょにがんばりましょう。本書を通じて多くの先生方と出会えたことに心から感謝いたします。

　本書の英文校正は、私の親友であり、私のつたない英語にいつも的確なアドバイスをくださる日英バイリンガルの延原匡哉氏の協力を得ました。また、編集と出版にあたっては、メディカ出版の出路賢之介、田中習子の両氏が、一向にはかどらない私の原稿執筆にていねいにつき合ってくださり、また適切な助言をいただき、最後まで温かく応援してくださいました。最後になりましたが、ここに感謝申し上げます。

医学論文翻訳家
前平謙二

INDEX

日本語

数字・欧文

1から10の尺度で	159
1を〜と定義して	160
21日を1サイクルとして	157
2週間間隔で	159
2週間の休薬	157
P値	54
Who+does+whatの構造	186

あ

あきらかにする	65, 67
あきらかになる	44, 62, 88
挙げる	53
現れる	46

い

意見が分かれる	69, 98
以上から	176
異常増殖	112
至る	36
一因となる	43
一助となる	30
一定の見解は得られていない	152
一般的には〜と考えられている	103
遺伝子変異	130
インフォームド・コンセント	98, 163

う

受ける	42
後ろ向きに調査する	60
疑われる	123
裏づけられる	56, 137

え

影響を与える	48
影響を受ける	48
影響を及ぼす	50
エビデンスが少ない	150, 170
得られる	30, 54
炎症反応	65, 115

お

行う	42, 51
同じ結果が得られた	165

か

開始する	51
解説する	53, 57
概説する	29, 56, 104
改善する	46
階層化する	77
解明されていない	170
解明する	38, 65, 130
外来	95
概略を説明する	57
各群を男女別に	160
確定診断	73
仮説を検証する	96
課題	32
―である	153
可能性がある	38, 48, 125, 174

可能性が高い …………………… 124	結果が一致する …………………174
可能性が高くなる ………………166	結果は対照的であった ……………165
可能性は〜倍高い ………………165	原因不明の…………………………112
可能である ……………………… 36	——死亡 ………………………169
可能になる ……………… 21, 61, 67, 125	研究が少ない ………………… 150, 171
〜からである ……………………… 41	検証を試みる …………………… 66
〜からではないかと考えられる ……… 64	
関係代名詞…………………………189	**こ**
観察的研究 ……………………… 89	効果的……………………………… 28, 50
患者に〜してもらった ……………158	効果を発揮する …………………… 50, 119
患者を匿名化する ………………163	考察する…………………………… 60, 77
関心が高まっている ……………… 61	個人差がある …………………… 120
鑑別として挙げる ……………… 92, 172	コックス回帰分析 ………………164
関与する ……… 25, 38, 45, 102, 114, 140	コックス比例ハザード回帰モデル
関連する…………………………… 33, 127	…………………………135, 161
	〜ことから ……………………… 41
き	コントロール群 …………………135
起因する …………………………111	
危険がある ……………………… 75	**さ**
来す………………………… 59, 63, 70, 132	〜歳から〜歳の …………………156
機能する ………………………… 28	作用を有する …………………… 50
客観性をもたせる ………………162	さらに研究を重ねて ……………175
客観的奏効 ……………………… 68	散見される ……………………… 90, 149
強調する ………………………… 44, 55	賛否両論 ………………………… 97, 149
興味深い…………………………173	
議論の的…………………………149	**し**
	示唆される ……………………… 48, 72, 114
け	したがって ………………………140
経過観察 ………………………… 95, 105	実施する………………………… 51
——不能………………………116	死亡率…………… 48, 77, 102, 117, 126
——を打ち切る ………………… 136, 158	占める …………………………… 68
——を行う……………………172	社会の高齢化に伴って …………… 90
経過は良好……………………… 94	重回帰分析…………………………114
経験する………………………… 27	重要である…………………………173
軽減する…………………………103	主訴………………………………… 71, 92

出現する …………………………… 71
術後経過は良好……………………172
紹介する …………………………… 54
生涯リスク ………………………… 59
詳述する …………………………… 24
床上安静……………………………158
焦点を当てる ……………………… 60
除外基準は〜………………………162
除外する ………………… 27, 69, 133
診断される…………………………133

す

図にまとめる ………………………169

せ

精査加療 …………………………… 96
全奏効率 ……………………………118
選択基準は〜………………………161

そ

増強する …………………………… 71
奏効する ………………… 27, 44, 78, 167
想定外………………………………174
その結果…………………… 113, 194

た

対象は……………………… 42, 155
対処する …………………………… 77
多因子疾患…………………………111
達成する …………………… 55, 73
多変量解析 ………………… 135, 161
単施設臨床試験 ……………………156
単変量解析 ………………… 135, 164

ち

着手する ……………………………136
着目する ………………… 60, 106, 134
中央値 …………………… 105, 108, 160
中断する ………………… 61, 157
注目に値する ………………………106
注目を集める ……………… 44, 87, 152
治癒する …………………………… 120
調査を行う ………………… 38, 66
治療群………………………………135
治療を行う…………………………157

つ

通院………………………………… 95

て

呈する ………… 46, 70, 97, 121, 122, 132
データは限られている ………………174
適応がある………………67, 99, 151
適合させる…………………………158
できる ……………………… 21, 37
〜ではないかと考えられる …………… 45
転帰 ………………………………… 73

と

〜という点で異なる ………………107
等位接続詞 …………………………192
統計学的有意性 …………… 54, 72
洞察を得る…………………………140
同定する……………………………135
登録される ………………………… 23
〜と考えられる ……………… 38, 101
特定する……………… 66, 67, 74, 136
とくに興味深いのは ………………152

とくに誘因はなく …………………………… 71
〜とは無関係の原因で ………………………169
伴う ………………………… 22, 33, 43, 128
取り組む ………………………………… 66, 78

な

難治性 ………………………………………114
難渋する ………………………………… 93, 151

に

二重盲検…………………………………… 65
入院……………………………………… 71, 94
〜によると …………………………………… 52
〜によるものと思われる …………………… 24
忍容性…………………………………… 93, 100
　―が高い ………………………………167

ね

年齢と性別で補正 ……………………………162
年齢に関係なく ……………………………… 59
年齢をマッチさせた ………………………162

の

〜の疑いで …………………………………165
〜の結果……………………………………… 52
〜ので ………………………………………… 41
〜の割合でマッチさせた …………………162

は

背景に存在する ……………………………… 39
背景要因……………………………………… 40
排便時 ………………………………………… 93
発現する ……………………………………… 59
発症しやすい ………………………………133

発症する ………27, 47, 51, 59, 63, 121, 132, 133, 155
発症率…………………………………………… 48
発熱 …………………………………………… 71
判明する ……………………………………103

ひ

ひき起こす … 31, 35, 43, 101, 114, 128, 138
評価する ………………………………73, 74
病識がある …………………………………137
病識が乏しい ………………………………137
病理組織学診断の結果 …………………… 76
病歴……………………………………… 91

ふ

プラセボ対照試験 …………………………… 65
文献的考察 ………………………… 89, 154
分詞構文………………………………………187
分析を行う …………………………………158

へ

平均……………………………………………160
併存疾患 ……………………………………… 48
ヘルシンキ宣言 ………………… 98, 163

ほ

報告が少ない ………………………………171
報告する ………………………………… 53, 104
ほかに類を見ない …………………………133
補正する ……………………………………135
本研究の目的は ……………………………148

ま

まだ解明されていない …………… 32, 119
招く ………………………………………… 35, 38

203

み

見すごす ……………………… 171
認められる ………………… 34, 46, 69

む

無作為化 ……………………… 65

も

問題である ……………………… 74

や

役立つ ………………… 67, 76, 130
役割を果たす ………………… 28, 130

ゆ

有益 ………………………… 29
有害事象 ……………… 100, 132
誘発する ……………………… 31
有用である …………………… 113

よ

容易になる …………………… 67
よく知られている ……………… 171
よくわかっていない …………… 153
予測因子 ……………………… 111

ら

来院する ………………… 93, 122

り

罹患している ……………… 47, 122
罹患率 ……………… 34, 48, 77, 126
リスクが高い …………………… 166
リスクが高まる ………………… 74
リスクが〜倍高い …………… 132, 174

リスクを上げる …………………… 131
両側ログランク検定 …………… 160
臨床の現場 …………………… 91
倫理委員会の承認 ……………… 163

わ

我々の知る限り ………… 69, 96, 151, 178

を

〜を対象に ………………… 25, 155

英 語

色文字は基本動詞50

数字

2-sided log-rank test …………… 160

A

account ………………… 68, 71, 102
achieve ………………… 72, 108
address ………………… 77, 101, 149
adverse event …………………… 100
affect …… 47, 52, 121, 122, 123, 129, 132, 177, 188
age-matched …………………… 162
aid ……………………… 76, 130
aim ………………………… 149
allow ……… 21, 61, 73, 125, 133, 167, 189
anonymize ……………………… 163
assess ……………………… 73, 74
assist ……………………… 67, 175
associate …… 31, 33, 62, 70, 78, 90, 100,

117, 126, 133, 134, 148, 158, 164, 166, 168, 178, 192

at any age ························· 59, 121

attribute ····························· 64

B

be accounted for ················ 68, 111

be admitted to ····················· 71

be attributable to ················· 64, 72

be attributed to ·················· 64, 110

be candidate for ········ 67, 99, 151, 175

be censored ···················· 136, 169

be followed-up ····················· 95

be likely to ·················· 38, 117, 124

be lost to follow-up ····· 43, 116, 136, 169

be poorly documented ···············105

be referred to ···················· 93, 96

be responsible for ·················110

be well known ·····················171

beyond the scope ·················174

C

cause ··· 42, 44, 57, 70, 114, 116, 117, 120, 128, 190

comorbidity ······················· 48

consensus ·························152

contribute ··········· 37, 72, 101, 117, 124, 130, 131

controversial ············· 70, 97, 102, 149

Cox proportional hazards regression model ·····················135, 161

Cox regression analysis ·················164

D

Declaration of Helsinki ··········· 98, 163

definite diagnosis························· 73

demonstrate ························ 45, 71

describe ··························· 53

develop ············· 24, 28, 36, 58, 71, 72, 74, 94, 121, 125, 132, 133, 151, 154, 156

discontinue ························ 49, 97

discuss ····························· 60

double-blind ······················ 65

due to ··········· 77, 79, 110, 111, 117, 120, 121, 129

E

elucidate···········30, 38, 65, 130, 175, 179

enable ····················· 36, 103, 125

examine ························ 63, 66

exert ························· 49, 119

exhibit ························· 46, 132

experience········ 26, 43, 51, 72, 116, 121

explain ····· 23, 31, 53, 88, 102, 109, 126

F

focus ···················· 60, 106, 107, 134

follow ······························ 59, 94

for a mean of·····························160

for a median of···························160

G

give·································· 30, 40, 173

goal···································149

H

have good insight························137

have poor insight ························137

205

help 30, 73, 126, 142

highlight 44

histopathologically 76

I

identify 66, 67, 73, 77, 89, 113, 135

illustrate.................................... 89

implicate 45, 102

importantly 108

in accordance with 98

in an effort to 38, 130

in clinical practice 91

in one's stool 93

include ... 22, 110, 127, 155, 156, 161, 175

indicate 48, 54, 75, 99, 110, 114, 134

induce.............................. 50, 111

inflammatory response 65

informed consent 98, 163

involve 25, 38, 102, 114, 128, 140

It is a general belief that~ 103

It is conceivable that~ 101

It is our belief that~ 102

It is plausible that~ 38

It is very unlikely~ 64

L

lack 69, 73, 77, 96, 98, 121, 129, 192

lead 61, 75, 98, 116, 166, 168, 175

——to controversy 69

lifetime risk 59

likelihood 48, 125, 133

M

median 105, 108

medical history.......................... 91

morbidity 34, 48, 77, 120, 126

mortality 48, 77, 102, 117, 120, 126

multiple linear regression analysis ...114

multivariate analysis 135, 161

O

objective response 68

observational study...................... 89

observe 112, 117

occur 59, 63, 112, 121, 132, 141, 157, 168

Of particular interest is~ 152

Of particular note is~ 152

often overlooked is~ 138

outcome 73

outline 56

outpatient 95

overall response rate 118

P

placebo-controlled trial 65

pose 74

present 70, 91, 92, 97, 122, 124, 132, 149, 172, 190

prove 75

provide 29, 56, 73, 103, 104, 118, 123, 139

purpose 148

P-value 54

R

randomized 65

ranging in age from~to~ 156

refractory 93, 114, 151

regardless of 128

206

remain ⋯ 32, 48, 58, 70, 78, 88, 97, 100, 102, 112, 119, 149, 153, 170, 178, 188

——to be clarified ⋯⋯⋯⋯⋯⋯119

resolve ⋯⋯⋯⋯⋯⋯⋯⋯⋯⋯ 120

respond ⋯⋯⋯⋯⋯⋯⋯⋯⋯ 78, 118

responsive ⋯⋯⋯⋯⋯⋯⋯⋯⋯⋯ 44

result ⋯⋯⋯⋯ 35, 55, 111, 114, 115, 118, 164, 167

retrospectively ⋯⋯⋯⋯⋯⋯⋯⋯ 60

reveal ⋯⋯⋯⋯ 51, 89, 91, 188, 190, 195

rule out ⋯⋯⋯⋯⋯⋯⋯⋯⋯⋯⋯ 69

S

secondary to the aging of the population ⋯⋯⋯⋯⋯⋯⋯⋯⋯⋯⋯⋯⋯⋯ 90

seek ⋯⋯⋯⋯⋯⋯⋯ 39, 66, 130, 136

serve ⋯⋯⋯⋯⋯⋯⋯ 28, 113, 130, 176

show ⋯⋯ 33, 50, 52, 62, 70, 74, 103, 113, 114, 119, 161, 164, 173, 195

similar to ⋯⋯⋯⋯⋯⋯⋯⋯⋯⋯132

single-center clinical trial ⋯⋯⋯⋯⋯156

stratify ⋯⋯⋯⋯⋯⋯⋯⋯⋯⋯⋯ 77

suffer ⋯⋯⋯⋯⋯⋯⋯⋯⋯⋯⋯ 47

suggest ⋯⋯⋯⋯ 38, 40, 47, 50, 63, 65, 71, 114, 150, 166, 176, 178, 188, 194

T

Taken all together ⋯⋯⋯⋯⋯⋯⋯113

Taken together⋯⋯⋯⋯⋯⋯⋯ 47, 176

the peak age at onset ⋯⋯⋯⋯⋯⋯121

This may help explain why～ ⋯⋯⋯ 24

to date ⋯⋯⋯⋯⋯⋯⋯⋯⋯⋯⋯ 53

to test this hypothesis ⋯⋯⋯⋯⋯ 96

to the best of our knowledge ⋯⋯⋯ 69, 96, 174

tolerability ⋯⋯⋯⋯⋯⋯⋯⋯⋯⋯ 93

translate⋯⋯⋯⋯⋯⋯⋯⋯⋯⋯⋯ 57

treat ⋯⋯⋯⋯⋯⋯⋯⋯⋯⋯⋯⋯ 47

U

uncover ⋯⋯⋯⋯⋯⋯⋯⋯⋯⋯⋯104

undergo ⋯⋯⋯⋯41, 45, 56, 63, 95, 155

underlie ⋯⋯⋯⋯⋯⋯⋯⋯⋯ 39, 64

underscore⋯⋯⋯⋯⋯⋯⋯⋯ 55, 177

undertake ⋯⋯⋯⋯⋯⋯⋯⋯⋯27, 50

uneventful ⋯⋯⋯⋯⋯⋯⋯⋯⋯ 94

univariate analysis ⋯⋯⋯⋯⋯ 135, 164

unknown ⋯⋯⋯⋯⋯⋯⋯⋯⋯⋯112

W

We report a case of～ ⋯⋯⋯⋯ 63, 93

well tolerated ⋯⋯⋯⋯⋯⋯⋯⋯100

whereas ⋯⋯⋯⋯⋯⋯⋯⋯⋯⋯142

with a chief complaint of～ ⋯⋯ 71, 93

with ages ranging from～to～ ⋯ 23, 156

with and without ⋯⋯⋯⋯⋯⋯⋯159

with literature reviews ⋯⋯⋯⋯⋯154

with some literature reviews ⋯⋯⋯ 89

with the aging of the population ⋯⋯ 90

with the aging of the society ⋯⋯⋯ 90

with the rapid development of～ ⋯⋯ 90

with the rapid growth of～ ⋯⋯⋯ 90

without any specific cause⋯⋯⋯⋯ 71

Y

yield ⋯⋯⋯⋯⋯⋯⋯⋯⋯⋯ 54, 164

アクセプト率をグッとアップさせる
ネイティブ発想の医学英語論文
ープロ翻訳家が伝えたい 50 の基本動詞と
読めるのに書けない英語表現

2017 年 4 月 1 日発行　第 1 版第 1 刷
2018 年 6 月 10日発行　第 1 版第 4 刷

著　者　前平 謙二

発行者　長谷川 素美

発行所　株式会社メディカ出版
　　　　〒 532-8588
　　　　大阪市淀川区宮原 3 - 4 - 30
　　　　ニッセイ新大阪ビル16F
　　　　http://www.medica.co.jp/

編集担当　田中習子／出路賢之介
編集協力　加藤明子／延原匡哉
装　幀　市川 竜
本文イラスト　トモダマコト
組　版　イボルブデザインワーク
印刷・製本　株式会社廣済堂

© Kenji MAEHIRA, 2017

本書の複製権・翻訳権・翻案権・上映権・譲渡権・公衆送信権
（送信可能化権を含む）は、（株）メディカ出版が保有します。

ISBN978-4-8404-6149-8　　Printed and bound in Japan

当社出版物に関する各種お問い合わせ先（受付時間：平日9：00〜17：00）
●編集内容については、編集局 06-6398-5048
●ご注文・不良品（乱丁・落丁）については、お客様センター 0120-276-591
●付属の CD-ROM、DVD、ダウンロードの動作不具合などについては、
　　　　　　　　　　　　　　　デジタル助っ人サービス 0120-276-592